主编 李婷婷　刘海燕

主审 曹　玮

临床药师会诊案例精选

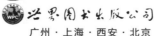

中国出版集团有限公司

世界图书出版公司

广州·上海·西安·北京

图书在版编目（CIP）数据

临床药师会诊案例精选/李婷婷，刘海燕主编. —
广州：世界图书出版广东有限公司，2023.9（2024.11
重印）

ISBN 978-7-5232-0058-2

Ⅰ.①临… Ⅱ.①李… ②刘… Ⅲ.①临床药学—病
案 Ⅳ.①R97

中国国家版本馆CIP数据核字（2023）第112540号

书　　名	临床药师会诊案例精选
	LINCHUANG YAOSHI HUIZHEN ANLI JINGXUAN
主　　编	李婷婷　刘海燕
责任编辑	曹桔方
装帧设计	米非米
责任技编	刘上锦
出版发行	世界图书出版有限公司　世界图书出版广东有限公司
地　　址	广州市新港西路大江冲25号
邮　　编	510300
电　　话	020-84460408
网　　址	http://www.gdst.com.cn
邮　　箱	wpc_gdst@163.com
经　　销	各地新华书店
印　　刷	广州市迪桦彩印有限公司
开　　本	710mm×1000mm　1/16
印　　张	12
字　　数	214千字
版　　次	2023年9月第1版　2024年11月第4次印刷
国际书号	ISBN 978-7-5232-0058-2
定　　价	39.80元

编　委（按姓氏笔画顺序）

王丽梅	王美华	龙海燕	刘海燕	杨亚彬
李婷婷	张俊芬	陈　智	陈丽峨	赵　波
贾林燕	唐秋元	黄常富	谢　颖	谭昀杜熙

技术顾问

蒋学华

编写单位

云南省西双版纳傣族自治州人民医院

资助出版

云南省卫生健康委员会　云南省科学技术厅

序

在人类健康需求不断提升、"健康中国"建设成为国家战略、高质量发展成为医院发展方向的大环境下，临床药学与临床药师分别作为顺应社会发展与科学技术进步的新学科与新职业，日渐受到关注。临床药学关注人、关注药物应用结果的学科理念，引领着药学学科与药学职业的健康发展。

1989年原华西医科大学（现四川大学华西医学中心）开启了我国临床药学学校教育的探索之门，开辟了临床药学学科建设与临床药师职业发展的内涵与途径。临床药师专业胜任力的培养，一直是临床药学专业建设中培养目标、培养方式、教育内容、课程建设等教学计划的内容设置与优化的核心。临床药学实践推动着学校临床药学教育的健康发展。

自2005年临床药师培训试点工作开始，临床药师岗位培训模式的探索取得了可喜的成绩。10多年来，培训结业了近2万名临床药师，制定和完善了各专业的教学大纲和标准化管理规范……伴随着临床药师培训工作的开展，医院药学确立了以临床药学学科建设为发展方向，开启了我国临床药学工作的新局面，同时为学校教育明确人才培养目标、创造良好实习环境打下了基础。经过医院药学人员的不懈努力，2019年4月，临床药师培训被列入国家医疗服务与保障能力提升（卫生健康人才培养）项目；2021年8月，国家卫生健康委科技教育司印发《关于委托开展临床药师培训项目的函》，药师培训作为国家紧缺人才培训项目，委托中国医院协会药事专业委员会持续开展，临床药师培训开启了新篇章，临床药师职业发展将进一步得到提升。

在医院高质量发展的大环境中，医院药学的发展也必然以提质增效、精细化管理及注重人才技术要素为方向。以高质量药学服务助力医疗水平提升，促进医院高质量发展为目标，为健康中国的建设发挥积极作用，成为医院药学新时代的重任。在众多的药学服务内容与临床药师工作中，临床药师会诊是药师工作模式从传统的药品供应管理向药学技术服务转型的重要标志，是临床药师参与临床药物应用实践的重要途径。但是，我国此项工作目前还处于初始探索阶段。如何做好临床药师会诊工作，规范会诊模式，提高会诊质量，提升会诊诊疗水平和药品应用管理水平，都是迫切需要思考的问题。本书作者系一个胸怀大爱仁心、践行职业担当、勇于探索进取的临床药师团队。本书翔实的内容与新颖的视角，展示了临床药师与临床医师紧密合作，针对临床不同病例特点，发挥专业特长，提出治疗方案的优化建议，追踪建议的落实情况，评估临床治疗效果的部分案例。这些案例总结了临床药师在药学实践中的思路与策略，剖析临床药师提供药学服务的切入点，充分展现了临床药师的专业技能。尽管临床问题的处理受专业难度与临床药师实践技能所限，书中的案例或有进一步优化的空间，但都不影响本书作为提升临床类似案例诊疗水平的专业参考和临床药学教育优秀案例的可选素材，为转型发展中的医疗机构与临床药师参与临床实践、培养临床药学思维提供有益参考。通过此书，我高兴地看到蓬勃成长的临床药师团队在药学服务高质量发展中自我完善的不懈努力，他们的未来可期！同时，我也感受到学校临床药学教育需适应迅速发展的药学服务需求，责任重大。

　　愿临床药师朋友们作为提供药学服务的重要医务人员，在临床药物治疗实践与药品临床应用管理实践中，发挥愈来愈重要的专业作用，成为参与临床药物治疗、实现合理用药目标不可替代的专业队伍成员。

　　是为序。

蒋学华

四川大学华西药学院临床药学研究中心

2023 年 6 月

编者的话

西双版纳傣族自治州人民医院（简称西双版纳州人民医院）成立于1952年，是我国较早探索并开展临床药学工作的医院之一。1980年，时任西双版纳州人民医院药剂科主任黄永可同志参加了四川大学华西药学院举办的为期三个月的全国第一批临床药学培训班及第一届全国临床药学研讨会，有幸与我国临床药学发起人陈兰英、沈伯雨、张楠森等前辈们就临床药学发展方向进行交流，后据此在医院探索适合我国国情的临床药学运行模式。1987年，时任第一届医院管理学会临床药学分会理事的黄永可主任邀请药学泰斗李家泰教授到西双版纳，共同成功地举办了为期一个月的第三届全国临床药理学培训班。这些颇具远见的举措促进了本地区药学事业的发展，西双版纳州人民医院的临床药学由此发展壮大。

20世纪80年代末，在药学从业人数异常紧张的情况下，我院仍然克服困难设立兼职临床药师2名。鉴于本地区农药中毒、热带病较为多见，临床药学以经世致用的思想为指导，脚踏实地地逐步开展临床药学工作，发挥药师在药物鉴定、药理学、毒理学、药物相互作用、药品不良反应等方面的专业优势，为临床医疗提供专业的指导。尤其在急性中毒救治方面，我院刘海燕主任药师等人以专家身份直接参与到多起群体中毒事件的救治中并取得较好的社会反响，这也扩大了我院临床药学在云南省省内的影响力。20世纪80年代末至90年代中期，我院先后派出5人次参加中国医学科学院北京协和医学院科学技术交流中心、四川大学华西药学院等举办的为期1～6个月的临床药学培训班，为后期我院临床药学的发展奠定了基础。1994年，我院临床药学科正式成立。

经过29年的发展，目前我院临床药学科已成为集临床、科研、带教于一体的二级科室，有专职临床药师7人，兼职临床药师6人，其中博士1人、硕士4人、本科8人。团队中李婷婷博士入选2022年云南省有突出贡献优秀专业技术人才、2020年云南省中青年学术与技术带头人后备人才和2017年度云南省高层次卫生计生技术人才，为昆明理工大学医学院及大理大学硕士研究生导师，参与高校全日制硕士研究生培养；刘海燕主任药师为西双版纳州临床药学学科带头人、硕士研究生导师。科室以患者为中心、以服务一线救治为导向，较早地开展了细分专业方向探索，积极选派人员到首都医科大学附属北京天坛医院、首都医科大学附属北京儿童医院、中国科学技术大学附属第一医院、南方医科大学南方医院等进行进修学习，专业已覆盖感染、肿瘤、重症医学、消化、心血管、儿科、呼吸、脑梗、中医药等方向。在"以患者为中心"和"以合理用药为核心"的工作理念指导下，临床药师团队较早地在云南省省内开展相关药物的基因检测、血药浓度监测、处方审核、药学查房、临床会诊、药品不良反应监测、药学特需门诊、临床用药咨询、慢病管理、药学知识培训、合理用药宣传、临床科研及医院药事管理等各项工作，推进精准化、个体化用药，充分发挥临床药师的作用。

临床会诊是临床药师参与临床药物治疗的重要途径，我院临床药学会诊工作已开展20余年，目前临床药师已成为感染、肿瘤等多个多学科综合治疗（multi-disciplinary team，MDT）团队的固定成员。近年来会诊量持续上升，最近3年平均年会诊量超过2000例，主要会诊范围为抗感染、抗肿瘤、镇痛、抗凝、特殊人群用药、急性中毒、药物不良反应、血药浓度监测、药物相关基因检测等领域。本书精选了部分临床药师团队在临床会诊或临床实践中遇到的具有代表性的案例，并就临床药师会诊中的思路与策略、药学服务中的关注点及体会进行深入探讨和分析，希望为临床药师的会诊工作提供有益参考。

本书案例全部来自临床真实案例，在实际诊疗中难免存在一些不规范现象，且临床药师团队受专业知识和实践技能所限，在实践中可能出现因考虑问题不全面甚至方向走偏而导致治疗失败的情况，我们的初衷是希望同行们从成功的案例中积累经验、从失败案例中吸取教训。他山之石，可以攻玉。希望我们抛出的这块"小石头"，能够带来同行们的更多回响。我们深知，临床问题错综复杂、专业难度大，虽然作者尽了最大努力，但由于能力有限、部分资料不全，难免存在错漏之处，恳请广大读者批评指正。

最后，特别感谢云南省卫生健康委员会和云南省科学技术厅提供的资金支持！感谢西双版纳州卫生健康委员会和西双版纳州科技局提供的支持和协助！感谢四川大学华西药学院蒋学华教授在编纂过程中提出的宝贵意见！感谢大理大学张燕伟硕士在文稿排版、校对中的辛勤付出！感谢全院医护人员在工作中给予临床药师团队的大力支持和帮助！

主编 李婷婷 刘海燕

目　录

第一章　绪　论

第一节　临床药学的定义与学科任务

临床药学（clinical pharmacy）是以提高临床用药质量为目的、以药物与机体相互作用为核心、研究和实践药物临床合理应用方法的综合性应用技术学科[1]。学科的基本任务是以合理用药为目标，促进临床药物治疗水平、药品研发与评价水平及药品应用管理水平不断提升，以优良的药品保障与优质的药学服务造福人类，促进"健康中国"建设。临床药学通过对药物治疗结果影响因素与影响规律研究、药品临床应用方法研究、药品临床应用管理研究及药品临床评价研究等为高质量药学服务奠定基础，并促进医院的高质量发展。

临床药学以人为本，以药为源，医药融合，追求合理用药，关注药品应用结果。对药物的深刻认知，尤其从临床应用的角度认识和评价药品，是临床药学的基础，也是临床药学的特色。关注点从"药"转向"人"是临床药学有别于传统药学的显著特征，也是现代医院药学发展的方向和重点。

临床药学作为医院学科建设的一个重要组成部分，人类对健康的需求是其产生的根本原因，合理用药的需求是其发展的内在动因，医疗卫生体制改革为其发展创造了重要的外在条件与基础，同时，其产生和发展也符合药学学科自身发展的需求。通过合理用药与药品应用管理，提高医疗技术水平，保障人民群众健康，是医疗卫生体制改革和临床药学发展的共同目的。

第二节　临床药学的产生与发展

我国的临床药学萌芽于20世纪60年代初期，前期发展缓慢。20世纪80年代以后，随着医药工业的迅速发展和药品供不应求的矛盾逐渐缓和，医院药师开始走出药房进入病房，以临床药师的身份开展部分工作。1989年，原华西医科大学率先设置5年制临床药学专业，开始了我国临床药学本科教育的探索[2]。遗憾的是，1998年国家调整本科专业设置，临床药学专业从专业目录中被取消，严重地影响了临床药学人才培养。1991年，原卫生部在医院分级管理有关文件中首次明确规定三级医院必须要开展临床药学工作。2002年1月21日，原卫生部与国家中医药局联合颁布的《医疗机构药事管理暂行规定》中明确提出，医院要逐步建立临床药师制，药学部门要建立以病人为中心的药学管理工作模式，开展以合理用药为核心的临床药学工作，参与临床疾病诊断、治疗，提供药学技术服务，提高医疗质量。从此药学部门开始调整药学服务理念，从"以药品为中心"向"以病人为中心"转型，药师的职责或服务范畴从"以保障药品供应为中心"向"以提供药学专业技术服务、参与临床用药为中心"转变。这一举措有效促进了我国临床药学的发展。2006年，5年制临床药学作为少数院校试办专业恢复设置。2012年，教育部在《普通高等学校本科专业目录（2012年）》中，将临床药学专业作为国家特设专业和国家控制布点专业列入，此后临床药学学校教育进入了快速发展阶段。截至2021年9月，我国临床药学本科专业设置院校53家。临床药学学校教育的快速发展，为医院临床药学学科建设与药学服务高质量发展奠定了坚实的基础，为医院临床药学的可持续发展提供了良好的专业人才储备。

院校教育培养的临床药学人才，其基本理论和专业知识扎实、药学服务技能娴熟、临床适应能力强，然而其培养周期长、起步相对延后，而医院临床药学学科建设与人才队伍需求已然迫不及待，需要其他途径快速扩充临床药学人才队伍，临床药师培训工作应运而生。2005年，原卫生部委托中国医院协会开展临床药师培训试点工作，挑选基础较好并有一定工作经验的药学人员进行6～12个月的专业技能培训，开创了临床药师岗位培训模式。临床药师培训是院校教育的有效补充和重要衔接，为满足新医改对医疗机构药学人才的需求起到决定性的作用[3]。截至2021年5月，在全国31个省（区、市）共建立了临床药师培训基地275家，制定了20个专业的教学大纲和标准化管理规范，共培养结业临床药师17089名。此外，中华医学会临床药学分会自2016年也开始了临床药师培训工作。经业内人士的共同努力，从2019年起，临床药师作为紧缺人才，其培训已经成为国家项目。2021年8月，国家卫生健康委科技教育司印发《关于委托开展临床药师培训项目的函》，委托中国医院协会药事专业委员会持续开展临床药师培训工作。根据文件精神，已开展了17年的临床药师培训工作将全部纳入国家紧缺人才（临床药师）培训项目，培训费用由国家财政拨款支付，同时鼓励各省配套资金支持。该项目已成为国家卫生健康委科技教育司重点培训项目，并同时纳入各省卫生健康委科技教育处绩效考核体系，临床药师培训开启了新篇章，临床药师职业发展将进一步得到促进。

随着临床药学的大力发展、临床药师队伍的逐渐壮大，药学服务与药品应用管理在临床药物治疗水平提高过程中所发挥的积极作用，必将促使医院药学工作在传统的药品保障工作基础上，进一步推进医疗卫生体制改革，为健康中国建设助力。

第三节　临床药师职业定位与工作内容

2017年7月，原国家卫生计生委办公厅与国家中医药管理局办公室联合发出《关于加强药事管理转变药学服务模式的通知》，要求"各地要大力培训和合理配备临床药师，发展以病人为中心、以合理用药为核心的临床药师队伍。临床药师要积极参与临床药物治疗，实施药学查房和药师会诊，提供药品信息与用药咨询，开展临床药学教学和药学应用研究等，发挥在合理用药中的作用"。临床药学倡导药师参与药物治疗过程，关注治疗结果，促使药学人才的培养有了新的目标与要求。临床药师是以系统临床药学专业知识为基础，熟悉药物性能与应用及药物治疗方案制定、实施与评价的临床专业技术人员。除了传统的药学基础知识，临床药师还需掌握临床药物治疗学、临床药物代谢动力学（药动学）、生物药剂学、药物流行病学、药物经济学、药物基因组学、循证药学、医药伦理学等相关专业知识。临床药学的学科特色使得临床药师这一职业具有综合性、实践性、服务性的特征。

2019年10月31日，中国医院协会药事专业委员会组织制定的《医疗机构药学服务规范》经中国医院协会批准在北京发布，这对推动临床药学快速发展、助力医院药学转型具有深远的意义。该规范包括通则和药学门诊、处方审核、药物重整、用药咨询、用药教育、药学查房、用药监护、居家药学服务8个分册。主要内容包含药学服务的组织与制度建设、人员资质管理、服务范围、信息管理，开展各项服务项目与内容、服务过程、质量控制与评价改进等内容，为医疗机构开展规范化和高质量药学服务，促进临床合理用药发挥重要的指导作用。

目前，大多数医院临床药师的主要日常工作内容包括处方审核、用药咨询、合理用药宣传、患者用药教育、药物安全性监测、药学查房、临床会诊、治疗药物监测、医院药事质控与绩效管理等[4]。临床药师直接参与药物临床应用，在查房、会诊、疑难病例讨论和治疗药物监测工作中为临床提供药学服务、解决临床用药问题、促进合理用药。其主要服务内容包括：①检索收集药学信息，提供最新的药学情报；②综合分析药品、患者及疾病信息，为优化给药方案出谋划策；③选择并实施适宜用药方法以促进合理用药目标的实现；④发现、解决、预防潜在的或实际存在的用药问题；⑤为医疗团队解答药物治疗中的问题。

第四节　临床药学的思维培养

临床药学思维（clinical pharmacy thinking）是指通过收集和评价药物、疾病、患者信息，综合分析三者关系对治疗结果的影响，而不断优化药物治疗方案与药学监护计划的决策思维过程[1]。临床药学思维在临床药师参与临床药物治疗、保障合理用药中发挥着至关重要的作用。

培养临床药学思维，首先要有丰富的知识储备。知识结构主要围绕影响药物治疗结果的因素，如疾病发生发展规律、药物与机体的相互作用、机体的生理及心理状况等。除医学与药学外，还涉及社会学、法学、经济学、心理学、管理学等多门学科。

其次，培养临床思维必须重视临床实践。除了基本理论知识，临床药师还需要具备相应的基本技能，如良好的沟通技巧、治疗药物监测、药物基因检测、药历书写、文献资料查阅、数据统计分析等。将自己投身于临床实践是学习和积累这些能力的最好途径。年轻临床药师可跟随医师一起查房，学习正确的病史采集、专科体检方法，以及临床医师的诊断、治疗基本思路等。值得注意的是，年轻临床药师在临床实践学习过程中，必须摆正自己药师的位置，发挥药学的专长，与临床医护人员形成治疗团队，避免完全跟随医师的思路而将自己培养成临床医师。

最后，培养临床思维要求临床药师摒弃以前单纯以药品为中心的思维模式，建立全方位的思考模式。在参与临床活动时，应以药物治疗为主线，建立以药物治疗为重点的思维方式。除了对药物有充分的了解，包括药物动力学、药效学、药物不良反应及相互作用等，还应对患者的病情有充分的了解，包括病因、诱发因素、发病机制、病理生理，以及诊断的分型、分期、分度和并发症等。同时还应了解患者的其他病史，如过敏史、伴发症和伴随用药情况等。临床药师在每一次具体实践过程中，都应尝试基于疾病信息、患者信息、药物信息及临床治疗目标进行综合考虑后制定药物治疗决策。

此外，培养临床思维还需要以动态的眼光看问题。无论是疾病进展还是药物治疗均是动态的发展过程，临床药学要达到合理用药的目的，就必须结合疾病的进展、前期的治疗效果、患者对治疗耐受情况等实时调整药物治疗方案。

临床药师在临床思维的培养过程中应注意掌握临床方法，发挥药师优势，在制订或评估一个药物治疗方案时，需要考虑到以下几个方面。①该方案主要治疗药物或联合方式是否符合相关指南、循证医学的治疗原则？②该患者个体特征是否适用该治疗方案？是否需要根据患者个体特征调整给药剂量、给药频次或给药途径？③方案中的药物是否存在配伍禁忌或相互作用？④该患者应用该方案可能出现哪些不良反应？其严重程度、发生概率及应急处理方案如何？⑤方案中药学监护的要点和重点指标是什么？监测周期是多长？⑥该方案治疗效果与成本的比值如何？是否有可替代的方案？临床思维的培养是一个长期、渐进的过程。临床实践与临床思维不断结合和互动，才能提升自己的临床思维与实践能力。

第五节　临床药师会诊实践

临床会诊是临床药师参与临床药物治疗的一个重要途径，也是最能体现临床药师实践能力的一项工作。由于临床会诊是医生的自发行为，而临床药学作为一名新生的学科，被临床接纳和认可需要在会诊时能给出明确的建议，并且要尽量确保大多数情况下，给出的意见能有效解决临床问题，才能使会诊工作得以持续。这对提供服务的临床药师要求极高，不仅需要具备扎实的专业技能，还需要有清晰的临床药学思维和丰富的临床经验。多学科综合治疗（multi-disciplinary team，MDT）指由多学科专家围绕某一病例进行讨论，在综合各学科意见的基础上为病人制定出最佳的治疗方案。由于MDT是在团队需要的前提下产生的，因此在临床上极易被接纳，是临床药师参与临床会诊很好的一个切入点[5]。临床药师在MDT中的重要价值在于通过发挥其专业所长，与其他专业人员形成互补，以保证患者获得合理的药物治疗。在MDT模式中，临床药师的具体任务包括：①运用药学专业知识、药物最新资讯及药物治疗经验，为临床药物治疗提供充分的药品应用信息；②依据患者的个体特征对患者进行用药评估，提出合理用药意见，减少用药差错及不良反应；③参与多学科查房及会诊，深入了解患者诊疗情况，为患者提供个体化的药学服务；④参与药物治疗实施的全过程，对处方医嘱和药品使用的正确性以及患者的依从性等多方面进行监护，保证患者用药的安全性与有效性。

　　临床药师通过参与多学科会诊，与临床专家共同探讨患者病情及诊疗方案，不仅能开拓思路、积累临床经验，同时也能增加与临床医师的合作、展示自己的专业优势，为争取临床的专业认可度和需求打下基础。

参考文献

[1]蒋学华.临床药学导论[M].2版.北京：人民卫生出版社，2014.

[2]秦伟华，李学彬，张鑫，等.论急需走进医院的临床药学[J].中国医药研究，2005，3（6）：520-521.

[3]甄健存，吴永佩，颜青，等.加强医院药学人才建设建设适应医改需求的临床药师培训体系[J].中国医院，2020，24（5）：65-67.

[4]闫莲春.临床药师在临床药学服务中的角色和作用[J].求医问药（下半月），2011，09（12）：623-624.

[5]邢婷玉，曹苗苗，石美智，等.临床药师参与多学科综合治疗的SWOT分析[J].中国药师，2018，21（4）：672-674.

第二章 抗感染治疗精选案例

案例 1 金黄色葡萄球菌致儿童肺脓肿及脓毒症

一、案例背景知识

肺脓肿是肺组织坏死形成的脓腔。临床特征为高热、咳嗽和咳大量脓臭痰。病原体可为化脓性细菌、真菌和寄生虫等。自抗菌药物广泛使用以来，肺脓肿的发病率已明显降低[1]。

金黄色葡萄球菌为临床感染常见的革兰阳性菌病原菌，可致人体所有组织和器官感染，引起一系列的化脓性感染、食物中毒及中毒性休克综合征等。对青霉素、头孢菌素、克林霉素、万古霉素、利奈唑胺等抗菌药物敏感。利奈唑胺是一种噁唑烷酮类抗菌药物，其作用机制是通过阻止70S核糖体起始复合物形成从而抑制细菌的蛋白质合成，此机制为该类药物独有[2]，所以利奈唑胺与其他抗菌药物无交叉耐药。利奈唑胺虽是抑菌药，但是对金黄色葡萄球菌［包括耐甲氧西林金黄色葡萄球菌（MRSA）］、凝固酶阴性葡萄球菌［包括耐甲氧西林凝固酶阴性葡萄球菌（MRCNS）］、肠球菌属［包括耐万古霉素肠球菌（VRE）］、肺炎链球菌［包括耐青霉素肺炎链球菌（PRSP）］等革兰阳性菌具有良好的抗菌作用[3]。

二、病例内容简介

患儿，男性，12岁，身高144cm，体重38kg，既往体健，正常预防接种，无过敏史。因"发热2日伴咳嗽1日、咯血2次"入院。2017年5月18日无明显诱因出现发热，最高体温（maximum body temperature，Tmax）39℃、无寒战，5月19日出现阵发性咳嗽，伴呼吸困难，到当地医院就诊。5月20日晨咳嗽、咯血2次、呕吐胃内容物数次，非喷射性呕吐，无寒战、抽搐，无胸痛、胸闷、心悸，无腹痛、腹泻。院外查血常规示白细胞（white blood cell，WBC）$12.2 \times 10^9/L$，中性粒细胞百分比（the percentage of neutrophile granulocytes，NEU%）93.6%，淋巴细胞百分比（lymphocyte percentage，LYM%）3.4%，红细胞（red blood cell，RBC）5.01×10^{12}/L，血红蛋白（hemoglobin，HGB）133g/L，血小板（platelet，PLT）128×10^9/L，胸部CT示双肺病灶，考虑血源性转移性肺脓肿可能，予头孢哌酮钠舒巴坦钠、地塞米松等输液治疗后无明显好转，转到我院就诊，以"肺脓肿"于2017年5月20日收住儿科，起病后患儿精神欠佳，饮食可，大便稀，小便正常。

入院查体：体温（temperature，T）38.4℃，脉搏（pulse，P）130次/分，呼吸频率（respiratory rate，RR）40次/分，血压（blood pressure，BP）84/44mmHg（1mmHg=0.133kPa），神清，精神欠佳，吸气三凹征阳性，双肺呼吸音稍粗，未闻及干湿性啰音。心律齐，心音有力，各瓣膜听诊区未闻及杂音。腹软，肝脾未触及肿大，肠鸣音正常。右脚跛行（右大腿疼痛）、生理反射存在，病理反射未引出。

辅助检查：血常规提示WBC 11.5×10^9/L，LYM% 2.3%，NEU% 94.7%，PLT 123×10^9/L；降钙素原（procalcitonin，PCT）22.46ng/mL，超敏C反应蛋白（hypersensitive C-reactive protein，hs-CRP）214.74mg/L，结核抗体示阴性。肝功能示谷丙转氨酶（alanine transaminase，ALT）19U/L，谷草转氨酶（aspartate transaminase，AST）22U/L，γ-谷氨酰转移酶（γ-glutamyl transpeptadase，γ-GGT）45U/L，总蛋白（total protein，TP）59.3g/L，白蛋白（albumin，ALB）31.7g/L；凝血功能示凝血酶原时间（prothrombin time，PT）17.30s，凝血酶原时间百分比（prothrombin time percentage，PT%）40.20%，部分凝血活酶时间（activated partial thromboplastin time，APTT）43.70s，纤维蛋白原（fibrinogen，FIB）6.45g/L。腹部B超示双侧腹股沟多个淋巴结肿大；胸部增强CT示两侧肺纹理增多，双肺见多发斑片状、结节状密度增高影，边界不清，以双肺下叶为著，部分病灶见空洞形成，其内见少量液性密度影，增强均匀强化；双肺多发病灶，多考虑感染性病变，肺脓肿可能性大。

入院诊断：①肺脓肿；②脓毒血症。

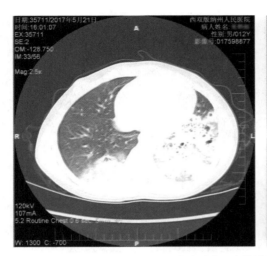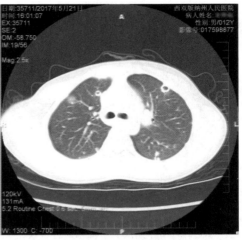

图 2-1-1　患者胸部 CT 影像资料（2017 年 5 月 21 日）

三、主要治疗经过

入院后完善血、痰培养等相关检查，明确致病菌，予头孢哌酮钠舒巴坦钠（1.5 g，ivgtt，q12 h）抗感染，维生素 K_1（10 mg，im，qd）预防出血，沙丁胺醇（2.5 mg，bid）雾化吸入解痉平喘，糜蛋白酶（4000 U，bid）雾化吸入促进脓性分泌物清除，其他保护器官功能，营养支持，维持电解质平衡等对症支持治疗。

5月22日患者偶有痰中带血，血色暗褐色，仍有右侧髋关节疼痛，伴发热，查体：T 38.4℃，P 112次/分，RR 30次/分，神清，精神欠佳，未见明显三凹征，双肺呼吸音稍粗，可闻及少量痰鸣音及湿性啰音。患者出现稀便，危急值报血培养为革兰阳性（G+）球菌，大便常规霉菌+。调整用药为克林霉素及头孢曲松钠抗感染，血必净注射液化淤解毒，酪酸梭菌活菌散调节肠道菌群，蒙脱石散止泻。5月23日复查CT示双肺多发病灶，右下肺病灶较前扩大，双侧胸膜腔少量积液。

5月23日患者夜间突感呼吸困难，伴右侧肩胛骨下区疼痛剧烈，心胸外科会诊考虑病灶刺激胸膜引起疼痛，给布洛芬止痛处理。5月24日临床药师参与儿科查房，发现右脚足背有结痂。血常规示 WBC 22.23×10^9/L，LYM% 9.9%，NEU% 75.7%；PLT 245×10^9/L，PCT 8.41 ng/mL；hs-CRP 63.88 mg/L，呼吸九联阴性；血培养结果回报金黄色葡萄球菌生长，药敏结果提示克林霉素耐药。改用万古霉素（0.35 g，ivgtt，q6 h）抗感染。

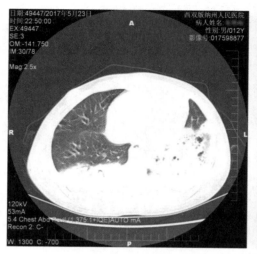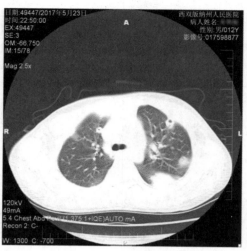

图 2-1-2 患者胸部 CT 影像资料（2017 年 5 月 23 日）

5月26日复查胸部CT：①双肺多发病灶，多考虑感染伴肺多发脓肿形成，较前无著变；②心脏不大；③双侧胸膜腔少量积液，较前稍增多。5月27日患者出现咳血色痰，左侧肋下及胸部疼痛，活动、平卧时加重，呼吸促，稍感呼吸困难。查体：T 38℃、P 130次/分、RR 30次/分，神清，精神欠佳，痛苦面容，气促，双下肺呼吸音减弱，叩诊呈浊音。右侧髋关节压痛。肝功能示ALT 172.0U/L，AST 53U/L，γ-GGT 136U/L，TP 58.3 g/L，ALB 25.3 g/L；血常规：WBC 24.44×10^9/L，LYM% 9.6%，NEU% 83.7%，PLT 438×10^9/L；

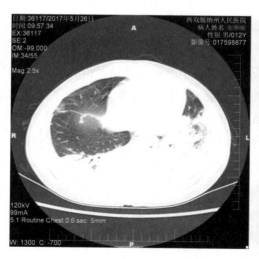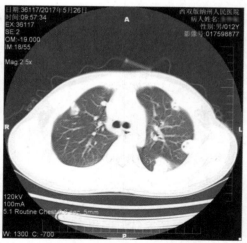

图 2-1-3 患者胸部 CT 影像资料（2017 年 5 月 26 日）

hs-CRP 62.08 mg/L。5月27日多学科会诊诊断：①脓毒血症；②肺脓肿；③凝血功能异常；④低蛋白血症；⑤肝功能损伤。予调整治疗方案为美罗培南（0.5 g，静脉泵入25 mL/h，q12 h）+利奈唑胺（150 mL，ivgtt，q12 h，疗程10～14日）抗感染，氨溴索化痰，人血白蛋白补充白蛋白，还原型谷胱甘肽保肝。

6月3日停用美罗培南；6月6日患者偶咳少量血痰，左侧肋下及胸部疼痛好转，稍气促。查体：T 37℃，P 120次/分，RR 32次/分，双肺呼吸音粗糙。据病史体征及相关检查：抗菌药物使用时间长，不排外真菌感染，加用伏立康唑。6月9日血常规示 WBC 11.43×10^9/L，NEU% 61.2%，PCT 0.12 ng/mL；真菌（1,3）-β-D葡聚糖试验（G试验）28.54 pg/mL。6月10日复查胸部CT如下：

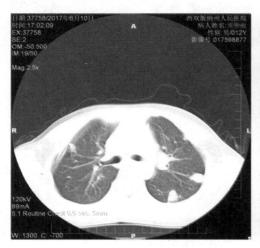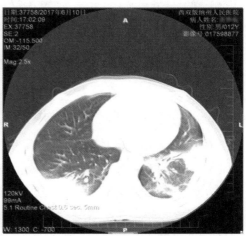

图 2-1-4　患者胸部 CT 影像资料（2017 年 6 月 10 日）

6月13日考虑利奈唑胺已用14日给予停用，改用万古霉素，加用人免疫球蛋白调节免疫。6月20日患者无发热、咳嗽、咳痰、喘息、气促，无胸闷、胸痛、心悸，精神、饮食状态佳，二便正常。查体：T 36.6℃，双肺呼吸音稍粗，未闻及干、湿啰音。病情好转，复查胸部CT如下：

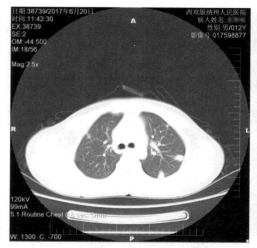
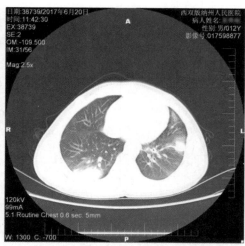

图 2-1-5　患者胸部 CT 影像资料（2017 年 6 月 20 日）

四、讨论

（一）利奈唑胺和万古霉素对本例患儿临床疗效存在差异的原因

患儿入院第 5 日根据血培养结果——金黄色葡萄球菌（简称金葡菌），使用对金葡菌敏感的万古霉素抗感染 4 日后，PCT 有所下降，但胸痛症状及肺部影像学改善不明显，白蛋白低，肝功能受损。经临床药师参与的多学科会诊后，调整用药为利奈唑胺联合美罗培南抗感染。为什么使用万古霉素后胸痛症状及肺部影像学改善不明显，而改用利奈唑胺 + 美罗培南后疗效较好？

利奈唑胺和万古霉素在本例患儿身上出现临床疗效差异的原因之一为药代动力学/药效学（pharmacokinetic/pharmacodynamics，PK/PD）的差异。多项研究证明利奈唑胺有强大的体液和组织穿透性，尤其是在上皮细胞衬液、炎性水泡液、骨、肌肉、脑脊液、腹膜透析液等处[4-5]。万古霉素在肺组织的药物浓度远低于其血清浓度，而利奈唑胺在肺泡上皮衬液（ELF）的药物浓度明显高于其血浆浓度，组织穿透性强，肺组织浓度高[6]，可作为万古霉素治疗失败或无法耐受的选择。有相关研究对 30 例肺脓肿患儿给予利奈唑胺治疗，结果显示所有患儿全部治愈，无药物相关不良反应发生[7]。本病例根据 PK/PD 优化抗生素治疗方案后，获得较好的疗效。

（二）患儿抗菌药物治疗讨论

1. 初始治疗方案评价

本例患儿为12岁儿童，既往体健，入院前无反复住院史及入住重症病房史，急性起病，考虑为社区感染。《儿童社区获得性肺炎诊疗规范（2019年版）》[8]指出，存在坏死性肺炎或肺脓肿者首选头孢曲松或头孢噻肟，伴有致命性并发症如脓毒症、脓毒性休克推荐糖肽类抗生素或利奈唑胺，必要时联合头孢菌素/加酶抑制剂或4代头孢菌素或碳青霉烯类抗生素。本例患儿入院时病情较重，经验性给予头孢哌酮钠舒巴坦钠抗感染，因该药对多数革兰阴性杆菌及金葡菌有较好的抗菌活性。

2. 治疗药物方案调整的时机

患儿入院第3日因血培养提示检出革兰阳性菌，治疗方案调整为克林霉素联合头孢曲松抗感染，加强对革兰阳性菌及厌氧菌的抗菌作用。此阶段为根据培养初步提示的经验性给药。入院第5日血培养结果回报金黄色葡萄球菌。根据药敏结果选择抗菌药物，由于临床症状较重，治疗方面考虑改用对金葡菌敏感的万古霉素抗感染。但因胸痛症状及肺部影像学改善不明显，第8日调整为美罗培南联合利奈唑胺抗感染，同时配合综合治疗，最终取得了较好的疗效。

总体来看，本例患儿抗感染治疗药物调整过于频繁。一般而言，药物在体内经5个半衰期达到稳态血药浓度，用药5日评价疗效。对于复杂性血流感染的患者，应根据患者临床治疗反应、万古霉素血药谷浓度、微生物学结果进行药效评估以决定是否更换治疗方案。肺部感染的影像学表现往往是滞后的，不能仅从影像学表现判断感染严重程度。而且，肺脓肿引起的炎症累及胸膜引起胸痛，胸痛又限制呼吸运动表现为气急，可能表现为临床症状重。本例患儿使用万古霉素2天，体温、PCT和WBC均有降低，但因为复查胸部CT无明显改善，胸痛症状明显，当时也没有血药浓度监测可以评价万古霉素是否在有效治疗窗内，因此判断万古霉素治疗效果不佳值得考量。

3. 感染因素分析

回顾患儿治疗过程，有一个细节值得关注。患儿入院第5日时临床药师参与儿科查房，发现其右脚足背有结痂，结合患儿为12岁儿童、既往体健、入院前无反复住院史及入住重症病房史、起病急等，以及之后血培养金黄色葡萄球菌阳性，判断患儿是由于伤口破溃进而引发血源性肺脓肿可能性较大。但在初始治疗过程中临床医师并未关注到这一点，使用了针对革兰阴性菌感染的药物治疗，这也是前期治疗效果不佳的原因。

谭静等[9]对94例儿童肺脓肿病例进行回顾性分析发现，原发性肺脓肿与继发性肺脓肿患儿病原体分布存在一定差异，原发性肺脓肿病原体以肺炎链球菌和肺炎支原体为主，而继发性肺脓肿中血源性肺脓肿居多，此类型患儿多由金黄色葡萄球菌感染所致。故注意追查感染部分、感染源对经验性应用抗菌药物有一定指导意义。

（三）万古霉素治疗药物监测的必要性

万古霉素是时间依赖性且有明显的抗生素后效应（post-antibiotic effect，PAE）的抗菌药物，其药效主要取决于药物曲线下面积/最低抑菌浓度的比值（AUC/MIC），药代动力学特点是口服几乎不吸收，生物利用度可以忽略不计，蛋白结合率为30%～55%，在组织、体液中穿透性不高，在体内基本不代谢，所给剂量的90%以原型经肾消除。根据《中国万古霉素治疗药物监测指南（2020更新版）》[10]，在一般人群中万古霉素剂量与血药浓度的线性关系明确，常规用药绝大部分可达到有效血药浓度范围：一般感染时其谷浓度10～20mg/L，复杂性感染时其谷浓度为15～20mg/L。一般可通过增加万谷霉素的给药次数、给药剂量达到更好的治疗效果。

本例患儿12岁，用药剂量介于儿童用量与成人用量之间，使用万古霉素后治疗效果改善不明显。监测万古霉素血药浓度有助于判断疗效，评估是否需要调整用药。对于大剂量长疗程患者、肾功能不全患者、老年人、新生儿等特殊人群，合用其他耳、肾毒性药物的患者等[10]都建议监测血药浓度，对药物治疗效果进行合理评价，调整给药次数和给药剂量以优化治疗方案。监测血药浓度也是临床药师参与临床治疗，发挥临床药师专长的有力手段。

（四）临床药师在治疗过程中进行药学监护的切入点

肺脓肿治疗周期较长，除了关注抗菌药物的优化治疗方案外，综合治疗也很重要。比如患儿病程中出现低白蛋白可能与继发性肺脓肿营养消耗等因素有关，治疗时应及时补充人血白蛋白，注重患儿的营养治疗；病程中出现肝功能受损，应及时保肝治疗；治疗后期予补充免疫球蛋白调节免疫；调节肠道菌群等。

临床药师还应重点关注药物使用过程中的特殊注意事项。如万古霉素的给药时间应保证60分钟以上，以减少红人综合征的出现。又如使用利奈唑胺时应关注用药时间，监测血小板计数，因为用药时间是利奈唑胺发生血小板减少症的独立危险因素，而用药前保证一定量的白蛋白、血小板是避免发生血小板减少症的独立保护因素。

本病例中虽未采用介入或外科手术治疗，但国内外许多文献报道保守治疗时使用抗生素疗程长，适当的引流可以明显缩短抗生素疗程及住院时间，如胸腔镜引流可缩短患儿抗生素疗程[11]，CT引导下经皮穿刺及气管镜下导管引流术被视为早期脓肿引流的一种简便有效方法[12]。对于发热时间长且胸腔闭式引流失败、并发支气管胸膜瘘、肺脓肿较大的患儿需外科手术治疗。

五、小结

本例患儿肺脓肿为金黄色葡萄球菌感染所致，经有临床药师参与的多学科会诊后，综合考虑各种因素，建议使用利奈唑胺+美罗培南抗感染方案，并配合相关支持治疗，取得了较好的疗效。

本案例非常好地体现了抗菌药物PK/PD的差异导致明显的临床疗效差异，同时提示临床药师应该利用好治疗药的监测等有效工具，作为治疗团队的一分子参与临床治疗，为患者提供药学服务。

参考文献

[1]葛均波，徐永健.内科学[M].8版.北京：人民卫生出版社，2013：57.

[2]Diekema DJ, Jones RN. Oxazolidinone antibiotics[J]. Lancet, 2001, 358(9297): 1975-1982.

[3]Stevens DL, Dotter B, Madaras-Kelly K. A review of linezolid: the first oxazolidinone antibiotic [J]. Expert Rev Anti Infect Ther, 2004, 2(1): 51-59.

[4]Honeybourne D, Tobin C, Jevons G, et al. Intrapulmonary penetration of linezolid[J]. J Antimicrob Chemother, 2003, 51(6): 1431-1434.

[5]Gee T, Ellis R, Marshall G, et al. Pharmacokinetics and tissue penetration of linezolid following multiple oral doses[J]. Antimicrob Agents Chemother, 2001, 45(6): 1843-1846.

[6]Wunderink RG, Rello J, Cammarata SK, et al. Linezolid vs vancomycin: analysis of two double-blind studies of patients with methicillin-resistant Staphylococcus aureus nosocomial pneumonia[J]. Chest, 2003, 124(5): 1789-1797.

[7]黄建军，江文辉，童志杰，等.利奈唑胺治疗儿童肺脓肿30例临床疗效观察[J].中国感染

与化疗杂志, 2013, 13 (4): 258-260.

[8] 中华人民共和国国家健康委员会, 国家中医药局. 儿童社区获得性肺炎诊疗规范 (2019 年版) [J]. 中华临床感染病杂志, 2019, 12 (1): 6-13.

[9] 谭静, 李竹霞, 雷银兰, 等. 儿童肺脓肿 94 例临床分析 [J]. 临床儿科杂志, 2020, 38 (10): 730-735.

[10] 何娜, 苏珊, 翟所迪, 等.《中国万古霉素治疗药物监测指南 (2020 更新版)》解读 [J]. 临床药物治疗杂志, 2021, 19 (1): 12-16.

[11] Nagasawa KK, Johnson SM. Thoracoscopic treatment of pediatric lung abscesses [J]. J Pediatr Surg, 2010, 45 (3): 574-578.

[12] Unterman A, Fruchter O, Rosengarten D, et al. Bronchoscopic drainage of lung abscesses using a pigtail catheter [J]. Respiration, 2017, 93 (2): 99-105.

（西双版纳州人民医院　陈智　谭昀杜熙撰写　刘海燕审修）

案例 2 糖尿病足继发坏死性筋膜炎

一、案例背景知识

糖尿病足是糖尿病患者常见的严重并发症之一, 缺血、神经病变和感染是糖尿病足形成的三大主要病理因素, 其中感染被认为是最重要的因素。糖尿病足感染的类型多样, 包括蜂窝织炎、皮肤浅表感染性溃疡 (丹毒)、深部软组织感染 (脓肿、坏死性筋膜炎)、骨髓炎、坏疽 (干性、湿性和气性) 等[1]。坏死性筋膜炎是一种进展迅速的感染性疾病, 感染沿深浅筋膜播散, 不累及肌层组织, 可在累及的血管内形成血栓, 引起相应区域的皮肤、皮下组织及筋膜组织坏死[2]。坏死性筋膜炎较少见, 鸟肠球菌引起感染的文献报道也不多。本文分析了临床药师参与的 1 例糖尿病足继发右下肢严重坏死性筋膜炎的治疗过程, 有助于促进合理、安全、有效的用药, 为今后类似感染病例的治疗提供借鉴。

二、病例介绍

患者, 女性, 60 岁, 因"右足破溃、溢液、恶臭 1 月余"于 2020 年 10 月 25 日入院。入院查体: T 36.7℃, P 104 次/分, RR 20 次/分, BP 101/66mmHg。神

清，对答良好，右外踝近足跟部可见4cm×3cm破溃创面，创面周围皮肤血循环差，创口内可见大量坏死组织溢出，伴恶臭，足背肿胀，挤压可见大量淡血性液体流出，触压痛明显，皮温稍高，右足背动脉可触及搏动，肢体末端痛觉、触觉减退。

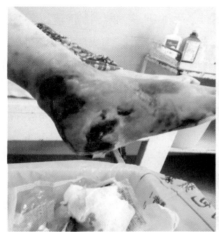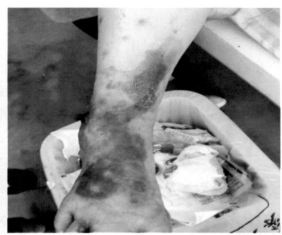

图2-2-1　患者入院当日图片（2020年10月25日）

既往病史：糖尿病5年，规律口服二甲双胍降糖治疗，未监测血糖控制情况。患者1个月前因右足麻木在家自行艾灸治疗，而后出现右足疼痛、红肿，右外踝近足跟部皮肤逐渐溃烂，伴溢液、恶臭，遂到当地医院就诊，建议转我院治疗。入院后完善辅助检查：空腹血糖13.8mmol/L，WBC 19.97 × 10^9/L，NEU% 88.4%，HGB 81g/L，PLT 412 × 10^9/L，ALB 18.7g/L，血肌酐值（creatinin, CREA）105.00 μmol/L，红细胞沉降率（erythrocyte sedimentation rate，ESR）> 140mm/h。四肢X片（DR）提示：右小腿下段、右踝关节及右足软组织肿胀并积气。

入院诊断：①右侧糖尿病足并感染；②2型糖尿病；③低蛋白血症；④贫血。

三、主要治疗经过

入院后医师经验性给予头孢曲松（4g，ivgtt，qd）抗感染治疗，并给予输注白蛋白、控制血糖等对症治疗。10月27日（D3）和29日（D5），2次分泌物培养均回报奇异变形杆菌生长，超广谱β-内酰胺酶（extended-spectyum β-lactamase，ESBLs）阴性，药敏示头孢曲松敏感。10月30日（D6）考虑患者患肢感染重，坏死面积大，为控制感染，行右小腿截肢术。当日血常规示：WBC 24.84×10⁹/L，NEU% 90.3%，hs-CRP 185.5 mg/L，PCT 0.83 ng/mL。11月1日（D8）换药可见右小腿敷料大量渗出，术口变黑，渗出增多，渗液恶臭，周围皮肤可见跳跃性片状发黑。患者感染控制不佳，请临床药师会诊后建议停用头孢曲松，给予美罗培南（0.5 g，ivgtt，q6h）抗感染治疗，医师采纳会诊意见。11月2日（D9）分泌物普通培养回报鸟肠球菌阳性。11月4日（D11）血培养（需氧+厌氧）均未见异常，复查血常规示WBC 10.88×10⁹/L；NEU% 87.8%；PCT 0.36 ng/mL。经多学科会诊后修正诊断：①右下肢坏死性筋膜炎；②右侧糖尿病足并感染；③低蛋白血症；④贫血。

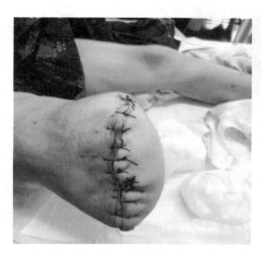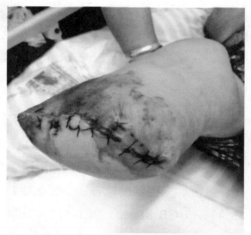

图2-2-2 第1次截肢术后图片（2020年10月31日）

11月6日（D13）分泌物涂片可见G+球菌和G-杆菌，患者右腿伤口未见好转，并呈跳跃性发展，右大腿外侧表皮可见斑片状坏死趋势。临床药师会诊建议加用利奈唑胺（0.6 g，ivgtt，q12h），调整美罗培南剂量（0.5 g，ivgtt，q4h）继续抗感染治疗，并继续加强换药、控制血糖，给予肠内营养乳剂（瑞代）补充营养，医师采纳会诊意见。

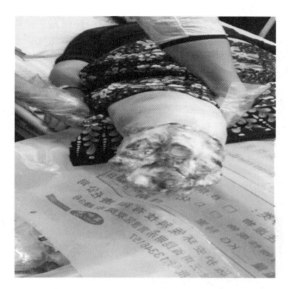

图 2-2-3　美罗培南治疗后第 5 日（2020 年 11 月 5 日）

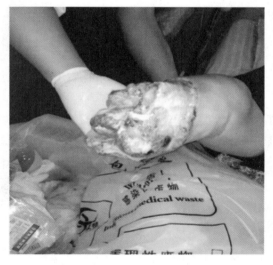

图 2-2-4　利奈唑胺治疗后第 4 日（2020 年 11 月 9 日）

11 月 11 日（D18）复查血常规示 WBC 10.27×10^9/L，NEU% 85.4%。患者血常规下降明显，但残端软组织条件差，为避免感染加重，当日行右大腿截肢术。11 月 14 日（D21）和 16 日（D23）分泌物普通培养均未见异常，右大腿伤口敷料血性渗出减少、无恶臭。11 月 18 日（D25）请临床药师会诊后建议降阶梯治疗，遂停用美罗培南和利奈唑胺，给予头孢哌酮钠舒巴坦钠（3 g，ivgtt，q12h）

继续抗感染治疗，医师采纳会诊意见。11月20日（D27）复查血常规示 WBC 5.26 × 10^9/L，NEU% 60.4%；hs-CRP CRP 25.1 mg/L，PCT <0.1 ng/mL。11月21日（D28）患者病情平稳，办理出院回当地医院继续治疗。后多次电话随访，患者诉术口已愈合，无特殊不适。

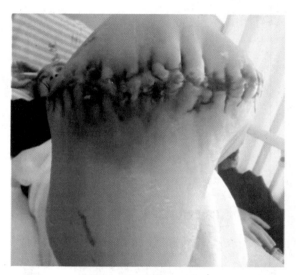

图 2-2-5　出院当日图片（2020 年 11 月 21 日）

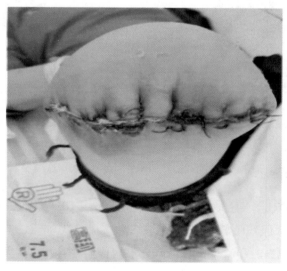

图 2-2-6　出院 3 日图片（2020 年 11 月 23 日）

四、讨论

（一）初始抗感染方案治疗效果不佳原因分析

患者入院时一般情况差，WBC、NEU%、CRP、PCT升高，ESR加快，考虑感染引起，需经验性抗感染治疗。患者被诊断为糖尿病足并感染，糖尿病足深部感染或缺血性感染通常由多种致病菌感染引起[3]，例如金黄色葡萄球菌、A组溶血性链球菌、B组链球菌、大肠埃希菌、厌氧菌等[4]。患者近3月有抗菌药物暴露史，合并低蛋白血症、贫血，具备多重耐药风险，且头孢曲松不能覆盖厌氧菌。患者入院后虽然在抗感染的基础上已加强换药，但病程过长，长期血糖控制不佳，患肢坏死严重，感染很难控制，以上因素可能是导致初始方案治疗效果不佳的原因。

（二）第1次调整抗感染方案分析

头孢曲松抗感染治疗5日后效果不佳，右小腿截肢后术口感染向上扩散，请临床药师会诊。结合10月27日（D3）和29日（D5）两次分泌物培养均回报奇异变形杆菌生长，ESBLs阴性，药敏示头孢曲松敏感，但药敏试验为体外试验，不能完全反应体内过程。并且目前临床上对于厌氧菌培养的检出率很低，故对该病的诊治不能完全依赖细菌培养结果[5]。患者多次复查，感染指标不降反升。临床药师考虑：首先，患者糖尿病足感染严重，细菌培养存在时间滞后性，并不能为及时诊断提供帮助；其次，可能还有未检出的致病菌，且有感染耐药菌的风险。兼顾以上两点，结合初始治疗方案失败的经验，建议换用美罗培南进行广覆盖治疗。

（三）第2次调整抗感染方案分析

11月2日（D9）分泌物普通培养回报鸟肠球菌阳性，11月4日（D11）复查血常规有所下降，但残端感染仍未明显改善，修正诊断后再次请临床药师会诊。临床药师查阅相关文献资料可知，坏死性筋膜炎是一种坏死性软组织感染，临床上少见。其感染主要侵犯筋膜，故筋膜丰富的部位易发，易致浅深筋膜及皮下组织坏死，但无肌坏死。坏死性筋膜炎易与蜂窝组织炎、丹毒及气性坏疽等相混淆，常常误诊，免疫功能低下者易发感染。本病常见病原体为A、C、G组溶血性链球菌，梭菌属，厌氧菌，耐甲氧西林金黄色葡萄球菌（methicillin-resistant

Staphylococcus aureus，MRSA）或混合感染[4]，发病凶险，发展迅速，有较明显的全身毒血症状，可出现寒战、高热，如不及时诊断和处理，患者往往死于败血症及毒血症[6-7]。抗感染治疗在糖尿病合并坏死性筋膜炎的治疗中起关键作用，原则上采用"降阶梯"治疗，迅速控制感染，减少皮下组织的损失[8]。抗菌谱应覆盖革兰阳性、革兰阴性细菌，同时兼顾厌氧菌。

本例患者有坏死性筋膜炎合并糖尿病，11月6日（D13）分泌物涂片可见G+球菌和G-杆菌，当时美罗培南抗感染效果不佳，其原因一方面可能为未完全覆盖病原菌或用药剂量不足（美罗培南0.5g，ivgtt，q6h），另一方面还与患者的术口换药、血糖控制和营养状况等相关。综合考虑，加用组织分布浓度较高、药敏结果中敏感性好的利奈唑胺，并加大美罗培南的剂量进行联合抗感染治疗。积极抗感染治疗的同时再次手术去除坏死病灶，配合加强营养等。患者逐渐好转，连续两次分泌物培养均阴性，血常规恢复正常，患者使用美罗培南18日、利奈唑胺14日，各项感染指标明显下降，患肢恢复良好，已达到"降阶梯"条件，11月18日（D25）停用美罗培南和利奈唑胺，给予头孢哌酮钠舒巴坦钠治疗。11月21日（D28）患者病情稳定办理出院，联系当地医院继续给予头孢哌酮钠舒巴坦钠巩固治疗。

（四）药学监护

本例患者为傣族，询问饮食习惯，诉喜食泡菜、腌鱼等食物，上述食物富含酪氨。因利奈唑胺具有单胺氧化酶抑制剂作用，告知患者使用利奈唑胺期间避免食用含有大量酪氨的食物，除此之外，监护患者是否出现利奈唑胺常见的不良反应，如腹泻、头痛和恶心等。患者平日未监测血糖，此次入院主因右足麻木在家自行艾灸治疗诱发感染、未及时到医院进行系统治疗所致，对其进行糖尿病及其并发症、血糖监测重要性等知识的科普宣教，嘱患者定期体检，如有不适立即到医院就诊。

五、小结

在新医改的背景下，临床药师的重要性进一步提升。本例临床药师参与的糖尿病足继发右下肢坏死性筋膜炎的罕见案例，体现了临床药师从药学专业角度做出合理评估，警惕潜在风险，协同医生保障患者安全、有效地用药，减少临床表现缺乏特异性的少见菌感染的误诊或漏诊的重要性。但该病例中仍有考虑不周之处。若入院时予广覆盖、强力度抗感染治疗，是否可以避免患者2次截肢？临床药师在今后的工作中仍需不断提升药学服务能力，更好地发挥自身作为医疗团队成员的作用。

参考文献

［1］LIPSKY B A，BERENDT A R，CORNIA P B，et al. 2012 Infectious Diseases Society of America clinical practice guideline for the diagnosis and treatment of diabetic foot infections［J］. Clin Infect Dis，2012，54（12）：e132-e173.

［2］Malghem J，Lecouvet FE，Omoumi P，et al. Necortizing fasciitis：Contribution and limitations of diagnostic imaging［J］. Joint Bone Spine，2013，80（2）：146-154.

［3］国际糖尿病足工作组.糖尿病足国际临床指南［M］.许樟荣，敬华，译.北京：人民军医出版社，2003：45.

［4］《抗菌药物临床应用指导原则》修订工作组.抗菌药物临床应用指导原则（2015年版）：国卫办医发〔2015〕43号［S］.北京：国家卫生计生委办公厅，2015.

［5］刘智，刘树清，李京生，等.肢体坏死性筋膜炎的诊断和治疗［J］.中国矫形外科杂志，2005，13（22）：1750-1751.

［6］吴阶平，裘法祖.黄家驷外科学［M］.6版.北京：人民卫生出版社，2000：115-116.

［7］石美鑫.实用外科学［M］.2版.北京：人民卫生出版社，2003：70-71.

［8］罗妮娅，张力辉.坏死性筋膜炎合并糖尿病的研究进展［J］.医学综述，2017，23（24）：4921-4925.

（西双版纳州人民医院 张俊芬 王丽梅撰写 刘海燕审修）

案例 ❸ 反复发热住院为哪般，藏在"心底的秘密"别遗忘

一、案例背景知识

感染性心内膜炎（infective endocarditis，IE）是细菌、真菌或其他致病微生物直接感染心脏瓣膜或心室壁内膜引起的一系列以炎症表现为特征的严重感染性疾病。近年来，随着我国人口老龄化进程加快，老年退行性心瓣膜病患者增加，人工心脏瓣膜置换术、植入器械术及各种血管内检查操作增加，IE患病率

显著增加，我国尚缺乏确切的患病率流行病学数据。IE在欧洲的患病率为每年3/10万～10/10万；随着年龄的升高，70～80岁老年人IE患病率为每年14.5/10万，男女之比≥2:1。从我国的病例报道来看，链球菌和葡萄球菌引起的IE位居前列。[1-3]本病预后差，病死率高[4-5]，故早诊断、早治疗显得尤为重要。

不明原因发热（fever of unkown origin，FUO）诊断困难，其主要原因是多种病原体感染[6]，也有结缔组织病、肿瘤或其他（药物热、癌性发热）及病因不明引起的发热。部分IE以发热为主要症状，易误诊、漏诊，从而导致患者延误治疗。

二、病例介绍

患者男，50岁，傣族，既往体健。因"反复发热4月余"就诊。入院前4月无明显诱因出现发热，Tmax 40℃，病后在当地医院输液治疗（具体不详），仍反复发热，入院前1日再次高热达40℃，不伴畏寒、寒战，无咳嗽咳痰，遂至我院急诊科就诊。血常规示感染指标升高，静脉滴注（简称静滴）左氧氟沙星抗感染治疗。为求进一步诊治，于2020年8月27日以"发热待查，白细胞升高待查"收住血液科。

入院查体：T 36.1℃，P 83次/分，RR 19次/分，BP 110/80mmHg，双肺呼吸音清，未闻及干、湿性啰音，心、腹及神经查体未见阳性体征。

辅助检查：8月27日我院胸部CT提示右肺中叶及双肺下叶局限性膨胀不全。心脏左室增大，主动脉瓣、冠状及主动脉壁钙化，双侧胸膜腔少量积液。血常规示 WBC 53.27×10^9/L，NEU% 91.6%，hs-CRP 42mg/L，血生化示肝、肾功能及凝血功能未见明显异常。

入院诊断：①发热待查；②白细胞增多待查。

三、主要治疗经过

患者入院时WBC、NEU%、hs-CRP等细菌感染指标显著升高，不排除感染性发热可能，经医生再次追问病史，得知患者一个月前7月27日至8月10日因不明原因发热在我院感染性疾病科住院，其间使用左氧氟沙星注射液抗感染治疗，体温恢复正常后出院。因此本次入院8月27日后经验性使用左氧氟沙星（0.4g，ivgtt，qd）抗感染治疗，同时积极完善血培养、肥达试验、外斐反应、真菌（1，3）-β-D葡聚糖试验（G试验）及免疫学相关检查。8月28日患者未再发热，心脏

B超提示主动脉瓣右冠瓣、无冠瓣异常回声团附着——赘生物，主动脉瓣钙化并轻度关闭不全，三尖瓣少量反流。8月29日患者体温正常，复查血常规示WBC 22.22 × 10⁹/L，NEU% 81.5%，hs-CRP 87.9 mg/L，PCT 4.48 ng/mL，其余检查未见明显异常。心内科会诊考虑IE可能性大。临床药师会诊查阅前1个月感染性疾病科住院病历，当时诊断脓毒血症，其间双瓶血培养回报托尔豪特链球菌生长，药敏示青霉素中介，左氧氟沙星、头孢曲松和万古霉素等敏感。与患者沟通得知出院后在院外反复发热，不伴畏寒、寒战，自行服用消炎药（具体不详）可退热，病程中无咳嗽、咳痰等呼吸道感染症状及尿频、尿急等泌尿道感染症状，近期未进行过拔牙等操作，无开放性外伤史，患者长期从事火龙果种植行业，多次查体皮肤褶皱处未见焦痂。结合患者心脏B超结果，考虑诊断为IE，且血培养曾回报托尔豪特链球菌，很可能为IE的致病菌。建议停用左氧氟沙星，换用头孢曲松（3 g，ivgtt，qd）抗感染治疗。8月30日微生物实验室危急值回报双瓶血培养可见革兰阳性（G+）球菌。9月1日双瓶血培养回报血链球菌生长，药敏示青霉素和氨苄西林中介，左氧氟沙星、头孢曲松和万古霉素等敏感。医生电话咨询临床药师：此次培养的细菌并非托尔豪特链球菌，是否继续目前治疗？临床药师综合评估病情后建议继续使用头孢曲松。9月3日患者自觉无特殊不适要求出院，考虑到IE抗感染疗程较长，医师再次请临床药师会诊，由于患者距离医院较远，频繁静脉用药不方便，临床药师建议患者院外使用苄星青霉素（120万单位/次，2次/周）。

2020年10月27日患者再次以反复发热为主诉入住血液科（第3次住院），因入院后未再发热，未予特殊处理，当天血常规示WBC 14.4 × 10⁹/L，NEU% 79.5%，hs-CRP 63.2 mg/L，PCT正常，肝肾功能正常，胸部CT未见明显异常。10月29日心脏B超示主动脉瓣右冠瓣、无冠瓣异常回声团附着——赘生物，主动脉瓣钙化并轻度关闭不全，二尖瓣少量反流。10月30日临床药师再次会诊，考虑感染指标仍高，心脏B超较上次无变化，IE控制不佳，建议停用苄星青霉素，换用万古霉素（1 g，ivgtt，q12h）抗感染治疗。11月2日血培养阴性。11月6日患者出现发热，Tmax 39.7℃，伴畏寒、寒战，复查血常规示WBC 12.47 × 10⁹/L，NEU% 89.4%，hs-CRP 63.2 mg/L，PCT正常。临床药师会诊考虑不排除二重感染，建议加用头孢哌酮钠舒巴坦钠（3 g，ivgtt，q12h）覆盖革兰阴性（G-）菌抗感染治疗。11月8日患者体温高峰较前下降，但要求转上级医院系统治疗，予办理出院。

四、讨论

（一）本案例中患者2020年7月27日至8月10日第1次住院期间未能明确诊断IE的原因

本例患者第1次住院前在院外已反复发热4月余，未引起重视而未行规律治疗。入院后查体无特殊，除血常规高和发热外无其他异常，考虑感染性发热，但感染灶不明，病原菌不明。结合患者为社区获得性感染，经验性使用可覆盖上述感染常见病原菌的左氧氟沙星抗感染后效果明显，后患者血培养阳性，诊断为脓毒血症，因患者治疗后无特殊不适而未再进一步深究。回顾整个过程：①IE本身临床表现缺乏特异性，容易误诊、漏诊，本患者既往无先天性或瓣膜性心脏病史，无明显心力衰竭的临床表现，查体无心脏杂音，发热是唯一的临床症状，无其他任何提示IE的线索；②患者经经验性抗感染治疗后效果显著，且血培养阳性，理论上已经明确了患者发热原因，且足疗程使用敏感抗菌药物抗感染治疗后患者无异常临床表现，因而误导医生未进一步行超声心动图检查以排查是否有IE。综上所述，患者第1次住院时未能明确诊断IE情有可原。

（二）临床药师多次会诊调整抗感染治疗方案的思路分析

本案例临床药师主要参与患者后两次住院期间（8月27日至9月3日和10月27日至11月8日）的抗感染方案调整，具体分析如下：

（1）患者第2次住院后医生借鉴第1次抗感染治疗方案，经验性使用左氧氟沙星。8月29日当心脏B超结果回报后心内科医生会诊考虑IE可能。临床药师会诊详细询问患者病史及完善部分查体后同意心内科会诊意见。临床药师查询患者第1次住院病历资料，明确当时血培养回报托尔豪特链球菌生长，在没有其他新证据发现前考虑该菌为IE致病菌，患者病情反复可能是因为IE疗程长，第1次住院疗程不足所致。临床药师查阅文献明确托尔豪特链球菌属于链球菌属缓症链球菌群，为兼性厌氧菌，是条件致病菌，可定植于口咽部，当口腔出现伤口时，随血流进入人体可引起IE。2014年《成人感染性心内膜炎预防、诊断和治疗专家共识》[7]推荐敏感链球菌心内膜炎目标治疗首选青霉素或头孢曲松（疗程4～6周）或者上述两药联合庆大霉素（疗程2周）。本患者托尔豪特链球菌药敏示青霉素中介，头孢曲松敏感，因此根据指南及药敏结果换用头孢曲松抗感染治疗。9月1日双份血培养回报血链球菌生长，药敏示青霉素和氨苄西林中介，左氧氟沙星、头孢曲松和万古霉素敏感。临床药师查阅资料，血链球菌与托尔豪特链球菌都属于缓症链球菌群，而缓症链球菌群是草绿色链球菌群中的一类，也可能患者感染为同一菌株，需进一步行细菌质谱鉴定，但由于我院细菌鉴定技术所限，未能开展。根据《热病》该类细菌感染首选头孢曲松、头孢噻肟抗感染治疗，且本例患者药敏显示培养细菌对头孢曲松敏感，考虑患者未再发热，治疗有效，建议继续使用。9月3日患者自觉无特殊要求出院，考虑到IE抗感染疗程较长，再次请临床药师会诊指导出院的续贯治疗。因患者距离医院较远，不方便继续静脉用药，而所培养的血链球菌药敏示青霉素中介，口服阿莫西林等效果可能不好，建议出院后使用苄星青霉素（120万单位/次，2次/周）以增加患者依从性。但此治疗方案的合理性有待考量。一方面IE相关指南及其他文献资料均未查到可以使用苄星青霉素治疗IE，用其治疗IE的用法用量就更无参考依据了。另一方面苄星青霉素为青霉素的二苄基乙二胺盐，是一种长效制剂，其抗菌活性成分为青霉素，肌注后缓慢释放青霉素发挥作用。临床上主要用于预防风湿热复发，药代动力学显示成人肌注240万单位，14日后青霉素血药浓度为0.12mg/L。该浓度远低于青霉素抗链球菌所需的血药浓度。且本例患者血培养的细菌药敏示青霉素中介，即使规范使用青霉素治疗失败的风险也较大。

（2）患者10月27日因院外反复发热第3次入院，因入院后未再发热，故入院开始前3日未调整治疗，予完善相关检查。复查心脏B超仍示心脏瓣膜赘生物，且感染指标高，10月30日临床药师再次会诊，考虑IE未控制，建议停用苄星青霉素，换用万古霉素（1g，ivgtt，q12h）。结合患者既往病史，患者病原菌主要考虑草绿色链球菌，且既往药敏示头孢曲松敏感，该患者无耐药菌感染风险，此处选用万古霉素级别偏高。患者11月6日出现发热，Tmax 39.7℃，复查感染指标较前无明显改善。临床药师再次会诊，考虑患者病程长，长期抗菌药物暴露史，可能继发G$^-$菌感染，建议加用头孢哌酮钠舒巴坦钠抗感染治疗，第3日患者体温高峰较前下降。笔者回顾患者第三次入院后的检查资料，注意到患者入院当天CREA 40 μmol/L，计算肌酐清除率（creatinine clearance rate，CCR）为129 mL/（min·1.73m²）。使用万古霉素前为52 μmol/L。推测患者使用万古霉素期间可能存在肾功能亢进［augmented renal clearance，ARC，指CCR ≥ 130mL/（min·1.73m²）］。因万古霉素85%以上通过肾脏清除，发生ARC时肾脏灌注增加，经肾脏清除的药物也显著增多，从而导致万古霉素谷浓度显著降低。我院当时无血药浓度检测技术，未对该患者实施治疗药物监测（therapeutic drug monitoring，TDM）指导下的个体化用药。因此该患者病程中的发热不排除为万古霉素血药浓度不达标所致，当然也不排除继发G-感染。比较遗憾的是，后续未追踪到患者转院后的治疗资料以佐证到底是何原因。

五、小结

本案例患者因不明原因发热起病，入住感染科，确诊为脓毒血症，经抗感染治疗体温恢复正常后出院。间隔一个多月再次以不明原因发热入院，因血常规显著升高，考虑不排除血液系统疾病收住血液科，最后确诊为IE，抗感染治疗好转后出院，在院外序贯治疗。一个月后再次因发热入院，启动新一轮抗感染治疗。临床药师参与了患后2次住院期间整个抗感染治疗过程，并总结出临床针对该类疾病需要特别注意的地方，同时反思了治疗过程中存在的问题，为临床类似病例的治疗提供参考。

📖 参考文献

[1]陈豫贤，于淑君，姜正明，等.202例感染性心内膜炎病原学特征及预后影响因素[J].中华医院感染学杂志，2021，31（15）：2287-2290.

[2]余雄杰，肖德才，陈晨，等.感染性心内膜炎194例的临床和病原学特点[J].中国感染与化疗杂志，2021，21（1）：46-51.

[3]黄德仪，林蔡弟，蒯魏，等.感染性心内膜炎患者的血培养病原菌分布及耐药性分析[J].中国抗生素杂志，2020，45（2）：170-174.

[4]Korem M, Israel S, Gilon D, et al. Epidemiology of infective endocarditis in a tertiary-center in Jerusalem：A 3-year prospective survey[J]. European Journal of Internal Medicine，2014，25（6）：550-555.

[5]Fernandez-Hidalgo N, Almirante B, Tornos P, et al. Immediate and long-term outcome of left-sided infective endocarditis. A 12-year prospective study from a contemporary cohort in a referral hospital[J]. Clin Microbiol Infect，2012，18（12）：E522-E530.

[6]刘新颖，宋宁，秦北宁，等.不明原因发热患者187例的临床特点分析[J].中华传染病杂志，2020，38（4）：237-240.

[7]中华医学会心血管病学分会，中华心血管病杂志编辑委员会.成人感染性心内膜炎预防、诊断和治疗专家共识[J].中华心血管病杂志，2014，42（10）：806-816.

（西双版纳州人民医院　王丽梅撰写　刘海燕审修）

案例 ④ 重症感染合并肾功能亢进和低蛋白血症

一、案例背景知识

重症感染是重症监护病房（intensive care unit，ICU）医生面临的难题和挑战，病死率达20%～30%[1]。重症感染患者由于休克、低蛋白血症、器官功能障碍，以及持续肾脏替代治疗、体外膜肺氧合（extracorporeal membrane oxygenation，ECMO）等器官支持手段等多重因素可影响患者抗菌药物的药代动力学/药效学（PK/PD）指数[1]。肾功能亢进（ARC）指溶质（包括药物）被肾脏以明显高于正常水平的速度消除，通常将肌酐清除率≥130 mL/（min·1.73 m²）作为ARC的界定值[2]。低蛋白血症指TP低于60 g/L或ALB低于25 g/L，两者多见于危重症患者[3]。本文回顾性分析1例开放性胸外伤术后发生重症感染合并肾功能亢进和低蛋白血症患者的抗感染治疗过程，通过血药浓度监测和抗菌药物PK/PD理论调整治疗方案，并对治疗过程中药物进行药学监护，可为同类病例临床治疗提供一定的参考。

二、病例介绍

患者，男性，25岁，170 cm，75 kg。主因"车祸伤及左胸背部，钢铁异物伤及左侧胸部，自左前胸贯穿至左肩背部，伴有气促、呼吸困难4小时"于2021年7月29日入院。入院诊断：开放性胸部损伤。急行左侧胸部探查、血管缝合、神经探查、胸腔闭式引流术，术后保留气管插管转ICU治疗。

入ICU查体：T 36.0℃，P 141次/分，RR 27次/分，BP 79/67 mmHg。双侧瞳孔等大、等圆，约3 mm，对光反射迟钝，颈软。左侧胸壁至前胸一长30 cm术后切口，未见渗血，局部皮肤缺损，挤压征阳性，左上肢活动受限，左上肢桡动脉搏动未触及，左手臂肢体冰凉，右肺呼吸音粗，左肺呼吸音低，并留置胸腔闭式引流管一根，可见少量血液及气体溢出。腹软，压痛、反跳痛无法查，生理反射存在，病理反射未引出。

辅助检查：WBC 15.9×10^9/L，NEU% 77.2%，HGB 90 g/L，PLT 182×10^9/L，hs-CRP 74.2 mg/L；PCT 1.66 ng/mL；ALT 53 U/L，AST 196 U/L，ALB 24.1 g/L，CREA 64.2 μmol/L。凝血功能未见明显异常。

入ICU诊断：①左锁骨下动脉离断损伤；②左锁骨下静脉血栓形成；③左侧臂丛神经部分离断损伤；④开放性胸部损伤；⑤出血性休克；⑥重度贫血；⑦代谢性酸中毒；⑧乳酸性酸中毒；⑨高钾血症；⑩脓毒症。

三、主要治疗经过

表 2-4-1 患者住院期间重要临床资料和抗感染药物治疗时间轴

临床资料	抗感染方案
D1患者镇痛镇静状，Richmond躁动-镇静评分（RASS评分）为1分，保留经口气管插管，呼吸机辅助呼吸。Tmax 39℃，血常规高	头孢匹胺（2g, ivgtt, q12h）
D2患者RASS评分为4分，Tmax 39℃，P 134次/分，RR 17次/分，BP 112/70mmHg［去甲肾上腺素0.3 μg/（kg·min），静脉泵入］，左上肢花斑，肢体冰冷。WBC 19.52×10⁹/L，NEU% 79.3%，HGB 86g/L，PLT 148×10⁹/L，hs-CRP 198.2mg/L，PCT 4.24ng/mL，ALT 53U/L，AST 196U/L，ALB 24.1g/L，CREA 64.2μmol/L；胸腔引流液900mL	请临床药学科会诊：抗感染方案调整为0.9氯化钠注射液（NS）50mL+美罗培南0.5g, 25mL/h静脉泵入，q6h；5%葡萄糖注射液（5% GS）250mL+万古霉素1g，ivgtt, q12h，医师予以采纳
D3患者RASS评分为2分，Tmax 38.2℃，P 119次/分，RR 12次/分，BP 113/70mmHg（去甲肾上腺素已停），WBC 17.29×10⁹/L，NEU% 79.1%，HGB 86g/L，PLT 247×10⁹/L，PCT 0.81ng/mL，ALT 88U/L，AST 186U/L，ALB 29.4g/L，CREA 43.4μmol/L，胸腔引流液140mL	继续美罗培南+万古霉素抗感染治疗
D5患者神志清楚，Tmax 37.8℃，P 118次/分，RR 23次/分，BP 127/75mmHg，WBC 24.33×10⁹/L，NEU% 84.0%，HGB 81g/L，PLT 323×10⁹/L，hs-CRP 154.3mg/L，PCT 1.58ng/mL，ALT 140U/L，AST 252U/L，ALB 24.16g/L，CREA 39.3μmol/L，胸腔引流液200mL。万古霉素TDM（谷浓度）：2.66μg/mL	临床药师建议抗感染方案调整：NS 60mL+美罗培南0.5g, 20mL/h静脉泵入，q4h，5% GS 250mL+万古霉素1g，ivgtt, q8h；48h后用药前30min抽血检测万古霉素血药浓度。医师予以采纳
D6转入骨科，拔出引流管，引流液送检。患者神志清楚，体温36.2℃，WBC 24.57×10⁹/L，NEU% 78%，HGB 97g/L，PLT 769×10⁹/L，hs-CRP 66.20mg/L，ALT 161U/L，AST 61U/L，ALB 36.1g/L，CREA 51.2μmol/L	继续美罗培南联合万古霉素抗感染治疗

续上表

临床资料	抗感染方案
D8患者神志清楚，无发热，左侧胸壁自前胸长30 cm术后切口，术口可见大量脓液渗出，引流液可见坏死组织，留置胸腔闭式引流管，引流液淡血色。左上肢肿胀明显，皮肤张力下降。引流液普通分泌物培养：维罗纳气单胞菌温和生物变种。万古霉素TDM（谷浓度）：11.56 μg/mL	医师继续上述抗感染方案，行创面封闭式负压引流术（Vacuum Sealing Draina, VSD）及清除坏死组织，加快创面愈合
D12患者神志清楚，无发热，左侧胸壁手术切口敷料包扎，未见渗血；左上肢肿胀明显，皮肤张力下降，VSD引流管管壁与皮肤组织间隙有引流液流出，引流液淡血性。引流液普通分泌物培养：维罗纳气单胞菌温和生物变种、阴沟肠杆菌	临床药师会诊：停用万古霉素、美罗培南，给予5% GS 250 mL＋左氧氟沙星0.5 g, ivgtt, qd
D15患者无发热，左侧胸壁手术切口敷料包扎，未见渗血，左上肢肿胀明显，皮肤张力下降，VSD引流管中引流液较前减少、淡血色	继续左氧氟沙星抗感染治疗
D20日拔出引流管	
D23患者无发热，左侧胸壁手术切口敷料包扎，未见渗血，术口恢复良好，可见皮肤组织生长。WBC 6.43 × 10^9/L，NEU% 68.3%，HGB 120 g/L，PLT 769 × 10^9/L，hs-CRP 66.20 mg/L，ALT 161 U/L，AST 61 U/L，ALB 36.1 g/L，CREA 51.2 μmol/L	转入当地医院治疗

四、讨论

（一）初始抗感染治疗分析

患者因"车祸伤及左胸背部，钢铁异物伤及左侧胸部，自左前胸贯穿至左肩背部，伴有气促、呼吸困难4小时"入院，急诊行左侧胸部探查、血管缝合、神经探查、胸腔闭式引流术，手术时间大于2小时，术后转入ICU。入ICU时患者发热，Tmax 39℃，WBC、NEU%等细菌感染指标高，不排除受伤部位甚至由其导致的血流感染的可能。《抗菌药物临床应用指导原则》（2015年版）[4]指出创伤创面感染最常见病原菌为金黄色葡萄球菌，《创伤后抗菌药物预防性应用专家共识》（2016年）[5]指出对于农业生产相关的损伤（各类皮肤切割伤、碾压伤等）容易发生革兰阴性菌甚至铜绿假单胞菌的感染，结合患者开放性外伤受伤时间长，创面大，有钢铁异物穿通致污染重等，本例患者初始经验性抗感染治疗需覆盖金黄色葡萄球菌及铜绿假单胞菌等。而患者使用的头孢匹胺属于第三代头孢菌素，虽然其说明书指出该药对金黄色葡萄球菌属、链球菌属（除肠球菌外）、厌氧球菌属、大肠埃希菌属、假单胞菌属、克雷伯氏菌属、不动杆菌属等均敏感，但该药临床应用时总体偏向抗 G-菌，对金黄色葡萄球菌效果不佳，且《铜绿假单胞菌下呼吸道感染诊治专家共识》中也未提及该药可用于抗铜绿假单胞菌。综上所述，本患者初始选用头孢匹胺合理性有待商榷。

（二）抗感染治疗方案调整分析

患者入院第2日，左上肢出现花斑，肢体冰冷，体温最高39℃，血压下降，感染指标升高，考虑脓毒性休克。《中国脓毒症/脓毒性休克急诊治疗指南》（2018）[6]，对于脓毒症或脓毒性休克患者，推荐经验性使用可能覆盖所有病原体的抗菌药物，可联合使用抗菌药物。本例患者创伤严重，入住ICU气管插管，感染重，因此临床药师建议停用头孢匹胺，给予美罗培南（0.5g，25mL/h静脉泵入，q6h）联合万古霉素（1g，ivgtt，q12h）以覆盖包括耐药菌在内的所有G+菌及G-菌是合理的。

入院第5日，患者仍反复发热，感染指标仍高。当天万古霉素血药浓度检测结果回报稳态谷浓度为2.66μg/mL，血生化示ALB 24.16g/L，CREA 39.3μmol/L［计算肌酐清除率约为210mL/(min·1.73m²)］。临床药师重新评估患者病情，分析目前所使用的抗菌药物的抗菌谱，已能覆盖所有可能病原菌，但抗感染效果仍不佳，其原因可能为：①针对G+菌，万古霉素稳态谷浓度显著低于预期靶浓度（10～20μg/mL）；②针对G-菌，不排除美罗培南剂量不足或碳青霉烯类抗菌药物耐药菌感染可能。从实验室检查结果可知患者存在ARC及低蛋白血症，ARC患者会导致肾脏清除率增加，从而使万古霉素和美罗培南清除增加，血药浓度下降。重症感染患者发生全身炎性反应时，大量白蛋白渗入组织间隙从而出现低蛋白血症，药物向组织中更快地分布导致血浆药物浓度下降；亲水性药物，如氨基糖苷类、β-内酰胺类、糖肽类和多肽类等，更容易受细胞外水体积的影响[3]。万古霉素蛋白结合率是30%～60%，属于中等蛋白结合率药物。因此本例患者万古霉素和美罗培南浓度不足导致抗感染效果不佳不可避免。此外，如果合并碳青霉烯类抗菌药物耐药菌感染，可通过加大美罗培南剂量、延长滴注时间等提高疗效。综上所述，临床药师建议调整给药方案为万古霉素（1g，ivgtt，q8h）和美罗培南（0.5 g，静脉泵入，q4 h），延长美罗培南滴注时间3 h，同时加强营养支持。

第6日患者病情平稳，转骨科治疗。第8日复查万古霉素血药浓度为11.56 μg/mL，体温下降，但感染指标仍高，术口可见大量脓液渗出，引流液可见坏死组织。引流液培养：维罗纳气单胞菌温和生物变种。给予清除坏死组织及VSD。第12日，术口敷料未见渗血；VSD引流管管壁皮肤组织间隙有淡血性引流液流出。复查引流液培养再次回报维罗纳气单胞菌温和生物变种。维罗纳气单胞菌是一种维氏气单胞菌，属于气单胞菌属，该菌是一种能感染人—兽—水生生物的革兰阴性病原菌，分布广泛。免疫力低下如艾滋病、恶性肿瘤、肝硬化和糖尿病患者，一旦感染该菌将有死亡的危险[5]。其对三代头孢、喹诺酮类、氨基糖苷类、碳青霉烯类等抗菌药物敏感。此时患者术口感染控制较好，临床药师建议转为目标治疗，停用万古霉素、美罗培南，依据药敏换用左氧氟沙星（0.5 g，ivgtt，qd）。之后患者术口恢复良好，各项感染指标降至正常，无发热，转入当地医院。

（三）药学监护

万古霉素常见不良反应主要有耳毒性、肾毒性、红人综合征、静脉炎和皮疹等。耳毒性和肾毒性为该药严重的不良反应，其发生率与万古霉素的血药浓度有关[8]。对于ARC合并低蛋白血症的重症感染患者，临床需要增加给药剂量，但是万古霉素大剂量应用也会导致急性肾损伤（acute kidney injury，AKI）的风险增加。因此，本例患者在应用万古霉素时，应加强血药浓度监测，重点监测患者的肌酐值变化，维持出入量平衡，保证肾脏灌注，补充白蛋白以维持正常水平，避免AKI的发生，尽量避免与具有肾毒性药物联合使用，如造影剂、甘露醇、氨基糖苷类等。患者长期使用广谱抗菌药物美罗培南和左氧氟沙星，应警惕二重感染及抗生素相关性腹泻的发生，治疗期间应关注患者有无真菌感染和腹泻，如水样便或血便。本例患者治疗期间未出现上述不良反应。

五、小结

本例为重症感染合并ARC和低蛋白血症的患者。初次会诊时，临床药师结合患者病情调整抗感染方案，忽视了患者肾功能亢进及低蛋白血症的病理生理特点，从而给予万古霉素和美罗培南剂量偏低。后依据万古霉素血药浓度和药物PK/PD理论调整万古霉素和美罗培南给药剂量，临床症状好转后根据引流液培养结果和药敏结果降阶梯为左氧氟沙星。整个治疗过程，本例患者得到了及时、有效的抗感染治疗和药学监护，给临床药师在临床实践中为类似病例制定针对性抗感染方案及实施药学监护提供借鉴。

参考文献

[1] 中国医药教育协会感染疾病专业委员会. 抗菌药物药代动力学/药效学理论临床应用专家共识[J]. 中华结核和呼吸杂志，2018，41（6）：409-446.

[2] 张小飞，张莉翎，郭晓红，等. 临床药师对1例脓毒症伴肾功能亢进患者抗感染治疗的药学监护[J]. 中国临床药学杂志，2021，30（1）：57-60.

[3] 马志超，杜鹏强，孙弋，等. 临床药师参与重症感染合并肾功能亢进和低蛋白血症患者的药学实践[J]. 药品评价，2020，17（6）：7-9+12.

[4]《抗菌药物临床应用指导原则》修订工作组. 抗菌药物临床应用指导原则（2015年版）：国卫办医发〔2015〕43号[S]. 北京：国家卫生计生委办公厅，2015.

[5] 中华医学会创伤学分会创伤感染学组，中华医学会急诊医学分会创伤学组. 创伤后抗菌药物预防性使用专家共识[J]. 中华创伤杂志，2016，10：865-869.

[6] 曹钰，柴艳芬，邓颖，等. 中国脓毒症/脓毒性休克急诊治疗指南（2018）[J]. 临床急诊杂志，2018，19（9）：567-588.

[7] 宋明芳，张冬星，张海鹏，等. 维氏气单胞菌毒力因子的研究进展[J]. 中国兽医科学，2018，48（8）：1038-1042.

[8] 陆灏迪，唐莲，方洁，等. 肾功能亢进患者应用万古霉素致急性肾损伤的用药监护[J]. 药学实践杂志，2019，37（3）：274-278.

（西双版纳州人民医院　王美华　王丽梅撰写　李婷婷审修）

案例 5 脓毒血症患者伴肾功能亢进

一、案例背景知识

肾功能亢进（Augmented renal clearance，ARC）是肾脏对药物的清除能力增强，当 CCR $\geq$ 130 mL/（min·1.73 m^2）时即可诊断患者存在 ARC[1]。ARC 会引起肾脏清除功能增强，若使用经肾消除的药物而不进行剂量调整可能会造成其血药浓度不达标，从而导致治疗失败，增加了临床治疗的困难。因此，在为ARC患者制定药物治疗方案时，应从ARC时患者的生理特点，结合PK/PD，通过合理的剂量调整，血药浓度监测，个体化用药以保证患者用药的有效性和安全性。当脓毒血症患者合并ARC，后者往往会被忽略，从而可能导致抗感染效果不佳。本文回顾性分析1例脓毒血症患者伴ARC的抗感染过程，以期为临床同类患者抗感染提供一定参考。

二、病例介绍

患者，男，46岁，傣族，身高175cm，体重75kg，体重指数（body mass index，BMI）24.49 kg/m^2。患者1周前无明显诱因出现尿频（>10次/日）、尿急、尿痛，未治疗。入院前1日出现发热，体温最高39.6℃，伴畏寒、乏力、头痛，于2021年9月26日晚在我院急诊科就诊，以"泌尿系感染"收住我院泌尿外科。患者自发病以来精神欠佳，饮食可，睡眠稍差，大便无异常，体重无明显改变。患者既往2型糖尿病5年，使用胰岛素和阿卡波糖控制血糖，未监测血糖，入院随机血糖为23.55 mmol/L，既往无药物过敏史。

入院查体：T 39.4℃；P 113次/分；RR 20次/分；BP 144/84 mmHg。一般情况可，神清，步入病房，查体合作，对答切题。心肺腹（-），双肾叩痛。

辅助检查：血常规示WBC 18.78 × 10^9/L，NEU% 82.9%；ALT 27 U/L，AST 31 U/L，ALB 37.7 g/L，总胆红素（total bilirubin，TBIL）52.9 μmol/L，CREA 60.7 μmol/L，尿素氮（blood urea nitrogen，BUN）6.3 mmol/L。尿常规示白细胞（+），尿白细胞计数500个/μL，亚硝酸盐（-），尿蛋白（++）、尿葡萄糖（+++），尿酮体（+）。

入院诊断：①泌尿系感染；②2型糖尿病。

三、主要治疗经过

入院当天晚上立即抽取血培养、尿培养，完善相关检查。入院第2日，患者仍发热，体温最高39.4℃，伴畏寒、寒战、尿频、尿急、尿痛、乏力，辅助检查示hs-CRP 280.20 mg/L，PCT 5.52 ng/mL，ESR 72 mm/h，给予盐酸左氧氟沙星注射液（0.5 g，ivgtt，qd）经验性抗感染治疗。第5日，患者仍发热，体温最高39℃，尿频、尿急、尿痛、乏力无明显好转，辅助检查示WBC 16.34 × 10^9/L，NEU% 82.7%；hs-CRP 176.10 mg/L，PCT 3.15 ng/mL；尿常规示白细胞++，尿白细胞计数500个/μL，亚硝酸盐（−），尿蛋白（+），尿葡萄糖（++++），尿酮体（++）；血培养（双瓶）、尿培养均回报MRSA；补充诊断：脓毒血症。临床药师会诊，建议调整抗菌药物为万古霉素（1 g，ivgtt，q12h），医师予以采纳。第8日，患者发热，体温最高38.6℃，无畏寒、寒战，尿频、尿痛较前稍改善，感腰痛，查体：双肾区叩痛明显，辅助检查示 WBC 13.5×10^9/L，NEU% 78.1%，hs-CRP 143.90 mg/L，PCT 0.86 ng/mL，ESR 86 mm/h；尿常规示白细胞（−），尿白细胞计数15个/μL，亚硝酸盐（−），尿蛋白（+），尿葡萄糖（+），尿酮体（+++）；血培养（双瓶）再次回报MRSA，尿培养阴性，CREA 60 μmol/L，BUN 4.27 mmol/L；腹部CT提示：双肾周围渗出性病灶，考虑炎性改变；万古霉素血药浓度（谷浓度）9.35 μg/mL。修正诊断：①脓毒血症；②急性肾盂肾炎；③2型糖尿病。医生再次请临床药师会诊调整给药方案，临床药师结合患者的病情及血药浓度，注意到患者肾功能亢进［计算患者CCR 141.99 mL/(min·1.73 m²)］，建议调整注射用万古霉素方案为1 g，ivgtt，q8h进行治疗，医师予以采纳。第12日患者无发热，无尿频、尿急、尿痛，腰痛较前明显好转，复查万古霉素血药浓度（谷浓度）16.42 μg/mL。第16日，患者病情稳定，无发热，无尿频、尿急、尿痛、腰痛，复查尿常规无异常，感染相关指标正常，血培养、尿培养阴性，好转出院。

四、讨论

（一）患者初始抗感染治疗药物的选择评价

本例患者为中年男性，尿频、尿急、尿痛，伴发热、畏寒、乏力、腰痛，双侧肾区叩痛。血常规：WBC 18.78×10^9/L，NEU% 82.9%；尿常规：白细胞+、尿白细胞计数500个/μL，既往合并糖尿病，血糖控制不佳，根据《尿路感染诊断与治疗中国专家共识（2015版）——复杂性尿路感染》[2]，考虑为复杂性尿路感染。其常见的病原菌为肠杆菌科细菌、腐生葡萄球菌、肠球菌属、铜绿假单胞菌等，根据感染严重程度，初始治疗可选择氟喹诺酮类、三代头孢、哌拉西林他唑巴坦、碳青霉烯类。该患者初始治疗方案选择左氧氟沙星可覆盖以上常见致病菌，且泌尿系分布好，但应警惕左氧氟沙星可引起血糖异常。

入院第5日，患者血培养和尿培养均回报MRSA，血中MRSA很可能来源于尿路感染，因此治疗应兼顾血流感染和尿路感染。针对MRSA感染的治疗，临床常用的抗菌药物有万古霉素、替考拉宁或利奈唑胺。替考拉宁与万古霉素同属糖肽类，PK/PD参数均为AUC/MIC，均可用于血流感染和尿路感染，但替考拉宁初始治疗起效慢，国内外指南推荐万古霉素作为治疗耐药革兰阳性菌一线药物[3-4]。利奈唑胺肺部组织浓度高，尿中、血中浓度低，且美国感染病学会（Infectious Diseases Society of America，IDSA）未推荐利奈唑胺用于尿路感染。患者为MRSA尿路感染继发血流感染，因此，临床药师建议更改为万古霉素。

（二）抗菌药物应用于肾功能亢进患者时的剂量优化

本病例患者CREA为60.7μmol/L，计算肌酐清除率（CCR）为141.99 mL/（min·1.73 m²），为ARC。其使用经过肾脏清除的左氧氟沙星、万古霉素时，药物清除增多会导致半衰期（$T_{1/2}$）缩短、峰浓度（Cmax）降低、曲线下面积（AUC）变小，早期忽视ARC带来的这些变化可能导致药物治疗失败。因此，回顾性分析该患者治疗过程，应对左氧氟沙星、万古霉素进行剂量优化。

左氧氟沙星是一种中度亲脂性抗菌药物，具有较大的分布容积，几乎完全经肾脏排泄。Roberts等[5]通过比较左氧氟沙星不同剂量（500mg或750mg，qd）治疗对重症患者与非重症患者群体PK的影响，发现疾病严重程度对PK参数无显著影响，但CCR增加是与药物清除率增加相关的唯一协变量。目前，针对ARC患者左氧氟沙星的推荐剂量为750～1000mg 每24小时一次[6]。因此，本例患者左氧氟沙星的初始治疗剂量应为750mg，qd。

万古霉素为水溶性糖肽类抗生素，80%～90%通过肾脏排泄，文献报道[7]ARC对万古霉素药代动力学影响很大。Minkute等[8]研究发现，当CCR>130mL/（min·1.73 m²）时，万古霉素血药浓度显著降低，尤其当CCR>150mL/（min·1.73 m²）时，CCR每增加40mL/（min·1.73 m²），预计万古霉素血药浓度将会降低约1.49mg/L。有文献报道[9]，在常规给药剂量的情况下，78.9%的ARC患者难以达到临床推荐的万古霉素稳态谷浓度10μg/mL。而对于严重MRSA感染的成人患者，中国《万古霉素治疗药物监测指南（2020更新版）》[4]建议将万古霉素稳态谷浓度维持在15～20μg/mL。Vu等[10]表明，当CCR>130mL/（min·1.73 m²）时，万古霉素的日剂量应达35mg/kg甚至45mg/kg，才能达到有效治疗量。

结合本案例，患者中年，体重75kg，MRSA脓毒血症，使用万古霉素1g，q12h，48h后第3日测得万古霉素血药浓度（谷浓度）为9.35μg/mL，未达到有效血药浓度（15～20μg/mL），且患者临床症状未好转，基于以上文献研究，临床药师建议更改为万古霉素1g，q8h（日剂量为40mg/kg）。

（三）患者肾功能亢进抗感染治疗期间的用药安全监护

患者初始治疗应用了常规剂量的盐酸左氧氟沙星注射液，该药不良反应主要有皮疹伴瘙痒、红斑、静脉炎等皮肤及附件症状，肠胃不适等消化系统症状，头晕、烦躁等神经系统症状，以及发热、下肢肌痛等骨骼肌肉系统反应，严重或重要的不良反应应注意肌腱炎、肌腱断裂、重症肌无力、QT间期延长等。除上述不良反应外，喹诺酮类导致的血糖异常越来越受到关注。唐炯等[11]通过分析国内1995年～2018年发表的左氧氟沙星导致血糖异常不良反应的报道，发现左氧氟沙星引起的血糖异常包括低血糖、高血糖，以及先低血糖后高血糖表现，而糖尿病患者使用左氧氟沙星发生低血糖或高血糖的风险比无糖尿病患者风险更高。本例患者糖尿病合并ARC，使用左氧氟沙星时，其代谢增快，故应密切监测患者的生命体征与血糖值，避免低血糖性昏迷等严重血糖异常事件的发生。

万古霉素常见不良反应主要有耳、肾毒性，红人综合征，静脉炎和皮疹等。耳、肾毒性为该药严重的不良反应，发生率与万古霉素血药浓度有关[12]。ARC患者，临床应用万古霉素需要增加给药剂量，但是万古霉素大剂量应用也会导致急性肾损伤（acute kidney injury，AKI）的风险增加。近年来的研究显示[13]，AKI与万古霉素较大剂量、较长时间的使用和血药浓度偏高密切相关。同时使用肾毒性药物的患者和肾脏灌注不良的重症患者均可能会发生AKI。因此，患者脓毒症合并ARC在应用万古霉素时，应加强血药浓度监测，注意滴注速度，重点监测患者的肌酐变化，维持出入量平衡，保证肾脏灌注，补充白蛋白使其维持正常水平，避免AKI的发生，尽量避免与具有耳、肾毒性药物联合使用，如利尿剂、氨基糖苷类等。

五、小结

本例患者是1例有肾功能亢进的脓毒症患者，临床药师回顾性分析了在治疗过程中制定的抗感染治疗方案，包括药物选择、剂量确定等，以及治疗过程中对用药的安全性进行的重点监护的过程。该患者初次使用左氧氟沙星和万古霉素时，临床医生和药师均忽视了ARC对药物代谢的影响而使用了常规剂量。发现疗效不佳后，临床药师通过查阅资料了解到ARC患者肾脏清除增强，使用经肾功能消除的药物应进行剂量调整。但目前国内外关于不同抗菌药物在ARC患者中应用的研究仍不充分，且推荐剂量意见不完全一致，这就要求临床药师要根据ARC患者的生理特点，充分查阅国内外相关文献，结合不同抗菌药物PK/PD特性和药物的血药浓度监测结果，协助医生进行合理的剂量校正，在保证ARC患者用药安全性的同时，最大程度地提高抗感染治疗效果。

📚 参考文献

[1] Barletta JF, Mangram AJ, Byrne M, et al. Identifying augmented renal clearance in trauma patients: validation of the augmented renal clearance in trauma intensive care scoring system [J]. J Trauma Acute Care Surg, 2017, 82(4): 665-671.

[2] 尿路感染诊断与治疗中国专家共识编写组.尿路感染诊断与治疗中国专家共识(2015版)——复杂性尿路感染[J].中华泌尿外科杂志, 2015, 36(4): 241-244.

[3] Rybak MJ, Le J, Lodise TP, et al. Executive Summary: Therapeutic Monitoring of Vancomycin for Serious Methicillin-Resistant Staphylococcus aureus Infections: A Revised Consensus Guideline and Review of the American Society of Health-System Pharmacists, the Infectious Diseases Society of America, the Pediatric Infectious Diseases Society, and the Society of Infectious Diseases Pharmacists[J]. Pharmacotherapy, 2020, 40(4): 363-367.

[4] 何娜, 苏珊, 翟所迪, 等.《中国万古霉素治疗药物监测指南(2020更新版)》解读[J].临床药物治疗杂志, 2021, 19(1): 12-16.

[5] Roberts JA, Cotta MO, Cojutti P, et al. Does Critical Illness Change Levofloxacin Pharmacoki-netics? [J]. Antimicrob Agents Chemother, 2015, 60(3): 1459-1463.

[6] Bilbao-Meseguer I, Rodríguez-Gascón A, Barrasa H, et al. Augmented Renal Clearance in Critically Ill Patients: A Systematic Review[J]. Clin Pharmacokinet, 2018, 57(9): 1107-1121.

[7] Chu Y, Luo Y, Ji S, et al. Population pharmacokinetics of vancomycin in Chinese patients with augmented renal clearance. J Infect Public Health, 2020, 13(1): 68-74.

[8] Minkutė R, Briedis V, Steponavičiūtė R, et al. Augmented renal clearance—an evolving risk factor to consider during the treatment with vancomycin[J]. J Clin Pharm Ther, 2013, 38(6): 462-467.

[9] 钟晗, 崔敏, 张在丽, 等.肾功能亢进在重症患者中的发生率及对万古霉素应用的影响[J].中国医院药学杂志, 2019, 39(1): 57-59+105.

[10] Vu DH, Nguyen DA, Delattre IK, et al. Determination of optimal loading and maintenance doses for continuous infusion of vancomycin in critically ill patients: Population pharmacokinetic modelling and simulations for improved dosing schemes[J]. Int J Antimicrob

Agents, 2019, 54(6): 702-708.

[11] 唐炯, 刘颖. 左氧氟沙星致血糖异常589例文献分析[J]. 国外医药(抗生素分册), 2019, 40(4): 371-374.

[12] 位宁, 李梦, 陈夏, 等. 喹诺酮类药物引起血糖异常不良反应的对比研究[J]. 中国药物滥用防治杂志, 2021, 27(1): 59-62.

[13] 陆灏迪, 唐莲, 方洁, 等. 肾功能亢进患者应用万古霉素致急性肾损伤的用药监护[J]. 药学实践杂志, 2019, 37(3): 274-278.

(西双版纳州人民医院　王美华　王丽梅撰写　刘海燕审修)

案例 6　颅脑术后碳青霉烯类耐药肺炎克雷伯菌肺炎

一、案例背景知识

肺炎克雷伯菌属于革兰阴性兼厌氧性杆菌,是院内感染常见的条件致病菌,尤其在重症监护室(ICU)较多见。其主要引发的感染部位包括呼吸道、尿路、血流及腹腔等,免疫功能较弱的患者感染率更高[1]。近年来随着广谱青霉素类、头孢菌素类、β-内酰胺酶抑制剂复合制剂等抗菌药物的广泛使用,肺炎克雷伯菌耐药菌株检出率呈上升趋势。碳青霉烯类为抗菌活性最强的非典型β-内酰胺抗生素,是临床治疗严重感染,特别是肠杆菌科细菌严重感染的一类广谱抗生素,但随着碳青霉烯类抗生素的广泛使用,碳青霉烯类耐药肺炎克雷伯菌(CRKP)菌株逐渐增多,这类细菌具有耐药性强、致死率高、可传播及难治疗等特点,给临床治疗带来严峻挑战[2]。本文分析临床药师参与1例颅脑术后CRKP肺炎患者的抗感染治疗过程,可为今后类似感染病例的合理用药提供一定参考。

二、病例介绍

患者,男,63岁,70kg,主因"发作性头晕伴双下肢无力半年"于2019年4月16日入院。查体: T 37.2℃, P 105次/分, RR 20次/分, BP 54/76mmHg。患者神志清醒,格拉斯哥昏迷评分(Glasgow coma score, GCS)为10分。入院诊断:①颅内占位性病变(额叶,右)胶质瘤;②多发腔隙性脑梗死;③脊柱畸形;④高血压;⑤2型糖尿病。

辅助检查：入院 WBC 21.34×10⁹/L，NEU% 92.7%，BUN 5.9mmol/L，CREA 82.7μmol/L，ALT 9.3U/L，AST 13.3U/L，凝血功能无异常。入院急诊行右额开颅脑肿瘤切除术+人工硬膜修补术（手术时间大于5小时），术后带气管插管转入ICU。

三、主要治疗经过

患者入ICU后第1日WBC、NEU%高，体温37.8℃，予头孢呋辛钠（1.5g，ivgtt，q8h）预防手术切口感染，甘露醇注射液（125mL，ivgtt，q8h）降低颅内压，甲泼尼龙琥珀酸钠（80mg，ivgtt，q12h）减轻瘤周水肿，左乙拉西坦片（0.5g，po，qd）预防癫痫，注射用奥美拉唑（40mg，ivgtt，qd）预防应激性溃疡。第3日患者体温最高38℃，手术切口无红肿渗出，WBC 23.73×10⁹/L，NEU% 93.9%，胸片示左下肺感染，结合患者情况考虑肺部感染，停用头孢呋辛钠，经验性给予头孢哌酮钠舒巴坦钠（3g，ivgtt，q8h）抗感染治疗。第5日患者体温正常，WBC 13.25×10⁹/L，NEU% 95.2%，PCT 0.33ng/mL，痰培养回报肺炎克雷伯菌（ESBLs-），继续使用头孢哌酮钠舒巴坦钠抗感染治疗。第8日患者咳嗽反射弱，无法脱机，行气管切开。第11日患者体温最高38.2℃，WBC 16.06×10⁹/L，NEU% 86.3%，肝肾功能、凝血功能无异常，痰培养再次回报肺炎克雷伯菌（ESBLs-），临床药师建议使用0.9%氯化钠注射液100mL+美罗培南1g，ivgtt，q8h，静滴30min进行抗感染治疗，医师予以采纳。第14日患者体温正常，WBC 17.15×10⁹/L，NEU% 86.7%，PCT 0.14ng/mL，痰培养及药敏结果回报CRKP，美罗培南耐药（MIC 8μg/mL），仅替加环素敏感，医师继续使用美罗培南，复查胸部CT和痰培养。第16日患者体温最高37.2℃，痰多、黄色黏稠，双肺听诊湿啰音，WBC 14.18×10⁹/L，NEU% 85%，PCT 0.45ng/mL，肝肾功能无异常。痰培养及药敏结果回报CRKP，美罗培南耐药（MIC 8μg/mL），仅替加环素敏感。胸片示左下肺感染，较前进展；右下肺感染。临床药师建议加用替加环素（首剂200～400mg，维持100～200mg，ivgtt，qd）；美罗培南调整为2g，ivgtt，q8h（延长单次输注时间3h）。医师遵会诊意见使用美罗培南，但按照说明书用法用量使用替加环素（首剂100mg，维持50mg q12h）。第20日患者体温正常，WBC 14.80×10⁹/L，NEU% 90.7%，痰培养回报CRKP和铜绿假单胞菌多重耐药（美罗培南敏感），继续使用美罗培南和替加环素。第25日患者体温正常，WBC 6.69×10⁹/L，NEU% 67.6%，肝肾功能无异常，痰培养回报敏感铜绿假单胞菌，胸片示两下肺感染，较前吸收；左侧胸腔积液可能。考虑到患者感染基本控制，生命体征基本稳定，患者由ICU转入普通病房，根据药敏降阶梯为头孢哌酮钠舒巴坦钠（3g，ivgtt，q12h）抗感染治疗，5日后患者好转出院。

四、讨论

（一）抗感染方案治疗分析

1. 初始抗感染方案分析

文献报道[3]，年龄>60岁且合并糖尿病、高血压等疾病，组织器官发生退行性改变，多脏器功能逐渐减弱，免疫功能减退，更易发生颅内感染。本例患者为63岁老年患者，合并糖尿病、高血压等基础疾病，入院后行右额开颅脑肿瘤切除+人工硬膜修补术（手术时间≥5小时），术后带气管插管转ICU治疗，术区感染风险较高。根据《抗菌药物临床应用指导原则》（2015年版）[4]，脑部外科手术（清洁）常见致病菌为金黄色葡萄球菌、凝固酶阴性葡萄球菌，推荐围手术期预防使用第一、二代头孢菌素，故本案例中医师经验性选用第二代头孢呋辛合理。

2. 第一次抗感染方案调整分析

本例患者为老年男性，颅脑肿瘤术后，入住ICU，气管插管，使用糖皮质激素，有糖尿病、高血压等基础疾病，住院期间继发肺部感染，考虑为呼吸机相关性肺炎。根据《中国成人医院获得性肺炎与呼吸机相关性肺炎诊断和治疗指南（2018年版）》[5]，ICU患者继发肺部感染常见病原体为鲍曼不动杆菌、铜绿假单胞菌、金黄色葡萄球菌、肺炎克雷伯菌及大肠杆菌等，应根据患者的病情严重程度、所在医疗机构常见病原菌、耐药情况及患者耐药危险因素等选择恰当的药物，同时也应兼顾患者的临床特征、基础疾病、器官功能状态、药物的PK/PD特性，既往用药情况和药物过敏史等相关因素选择抗菌药物。故本案例中医师结合患者可能感染的致病菌，经验性选用头孢哌酮钠舒巴坦钠合理。

3. 第二次抗感染方案调整分析

第11日患者体温、感染指标升高，肺部感染加重，痰培养再次回报肺炎克雷伯杆菌（ESBLs-），使用头孢哌酮钠舒巴坦钠抗感染效果不佳，由于痰培养结果回报具有滞后性，临床药师考虑不排除细菌耐药性变迁或其他病原菌感染可能。由于美罗培南属具有超广谱抗菌活性的β-内酰胺类抗菌药物，对革兰阳性需氧菌（肺炎链球菌、草绿色链球菌）、革兰阴性需氧菌（大肠埃希菌、流感嗜血杆菌、肺炎克雷伯菌、铜绿假单胞菌、脑膜炎奈瑟菌）及厌氧菌均有抗菌活性，且对超广谱β-内酰胺酶较稳定。因此，建议抗感染治疗方案调整为0.9%氯化钠注射液100mL+美罗培南1g，ivgtt，q8h。

4.第三次抗感染方案调整分析

第14日患者痰培养及药敏结果回报CRKP。第16日患者再次发热，感染指标升高，痰多、黄色黏稠，双肺听诊湿啰音，胸片示提示肺部感染较前进展，痰培养及药敏结果再次回报CRKP。患者痰标本均为气管插管内部深部吸痰留样，结合临床症状加重，考虑CRKP为致病菌可能性较大。根据2016年《广泛耐药革兰阴性杆菌感染诊治专家共识》[6]，对于泛耐药肠杆菌科细菌推荐以替加环素或多黏菌素为基础，联合氨基糖苷类、碳青霉烯类、磷霉素等进行治疗。替加环素说明书推荐的给药方案为首剂100mg，维持50mg，q12h。有文献报道[7]，对于泛耐药革兰阴性杆菌导致的感染，替加环素常规剂量临床疗效可能不佳。研究表明，每日一次高剂量替加环素（首剂200～400mg，维持100～200mg，ivgtt，qd）给药可取得较好的临床疗效，不良反应轻微（仅限于轻度恶心/呕吐）。临床药师建议高剂量使用替加环素，但医师考虑目前国内相关临床用药经验不足，未采纳，按照常规剂量使用替加环素。有指南[5]提出，治疗耐碳青霉烯类肠科杆菌（CRE）时，当碳青霉烯类MIC为4～16μg/mL，需与其他药物联合使用；增加给药次数或剂量，延长滴注时间。本例该患者两次痰培养回报CRKP，仅替加环素敏感，美罗培南耐药（MIC 8μg/mL）。故选择替加环素联合美罗培南抗感染，增加美罗培南单次给药剂量为2g，延长滴注时间为3h。联合用药后患者感染指标下降，痰量较前明显减少，胸片提示肺部感染好转。

（二）药学监护

患者住院期间，临床药师对其抗感染治疗过程进行了监护。整个治疗过程关注患者的体温、WBC、NEU%、PCT等感染相关指标的变化，及时调整抗感染方案。头孢哌酮钠舒巴坦钠可引起凝血功能障碍，严重时可能导致血尿、消化道出血、皮下出血等血液相关的不良反应，治疗期间应监测患者凝血功能，必要时补充维生素K_1。患者使用美罗培南疗程较长，应注意其可能引起二重感染导致腹泻，以及对神经系统的影响。替加环素常见的不良反应包括恶心、呕吐、腹泻等胃肠道反应，高胆红素血症，碱性磷酸酶和转氨酶水平升高，以及凝血功能异常等[8]，因此，用药期间需监测患者的临床症状、肝功能等。临床药师对本例患者治疗过程中可能发生的不良反应进行了监护，整个治疗过程中未发现明显不良反应。

五、小结

本病例为一例颅脑术后CPKP肺炎患者，临床药师结合其病情严重程度、细菌耐药特性及目前最新治疗指南、相关专家共识和文献，同时结合抗菌药物药代动力学特点，对患者抗感染治疗方案进行调整及用药监护，做到个体化给药。作为临床药师，必须具备扎实的药学专业基础理论知识，并付诸临床实践，参与临床救治的全过程，才能全面了解患者病情，提出合理给药方案，提高临床治愈率，减少不良反应的发生。

参考文献

[1] 陈科帆，熊域皎，罗飞，等.耐碳青霉烯类抗生素肺炎克雷伯菌感染的特征及易感因素分析[J].中国药业，2018，27(9)：63-65.

[2] 刘如安.耐碳青霉烯类肺炎克雷伯菌下呼吸道感染患者临床特征及危险因素分析[J].中南医学科学杂志，2020，48(2)：141-145.

[3] 蒋晓华，何宗泽，王燕.神经外科Ⅰ类切口术后颅内感染的危险因素分析[J].解放军医药杂志，2019，31(2)：64-67.

[4] 《抗菌药物临床应用指导原则》修订工作组.抗菌药物临床应用指导原则(2015年版)：国卫办医发〔2015〕43号[S].北京：国家卫生计生委办公厅，2015.

[5] 施毅.中国成人医院获得性肺炎与呼吸机相关性肺炎诊断和治疗指南(2018年版)[J].中华结核和呼吸杂志，2018，41(4)：255-280.

[6] Chinese XDR Consensus Working Group. Laboratory diagnosis, clinical management and infection control of the infections caused by extensively drug-resistant Gram-negative bacilli: a Chinese consensus statement[J]. Clin Microbiol Infect, 2016, 22 Suppl 1: S16-25.

[7] Baron J, Cai S, Klein N, et al. Once Daily High Dose Tigecycline Is Optimal: Tigecycline PK/PD Parameters Predict Clinical Effectiveness[J]. J Clin Med, 2018, 7(3): 49.

[8] 赵莹，崔向丽，张超，等.替加环素致凝血功能障碍药学监护一例[J].临床药物治疗杂志，2021，19(6)：87-89.

（西双版纳州人民医院　王美华　王丽梅撰写　李婷婷审修）

案例 7　颅内感染合并碳青霉烯类耐药肺炎克雷伯菌肺炎

一、案例背景知识

颅内感染是神经外科开颅手术后比较常见且严重的并发症之一，其感染率为4.6%～25%[1]。目前，脑脊液培养阳性率不高，能够透过血脑屏障在脑脊液中达到较高浓度的抗菌药不多，在无病原学证据支持的情况下，如何经验性应用抗菌药是困扰临床医生的问题之一[1]。同时，神经外科患者院内肺部感染发生率较高，国外文献显示，神经外科患者肺炎发生率在30%以上[2]。近年在神经外科重症感染的患者中，耐药菌较为常见，全国细菌耐药监测网历年数据显示，肺炎克雷伯菌对碳青霉烯类的耐药率呈快速上升趋势，给公共健康带来严重威胁[3]。本文将分析临床药师参与的1例颅脑术后颅内感染合并碳青霉烯类耐药肺炎克雷伯菌肺炎（CRKP）肺部感染患者的抗感染治疗过程和用药监护情况，为今后类似感染病例的合理用药提供一定参考。

二、病例介绍

患者，男性，19岁，170cm，65kg。因"头痛、意识不清6小时"于2019年11月6日入院。入院诊断：①脑出血；②脑疝；③脑室出血；④蛛网膜下腔出血。急诊行"脑内血肿清除+去骨瓣减压术+血肿探查术"，术后保留经口气管插管转ICU治疗。

查体：T 38.1℃，P 106次/分，RR 30次/分，BP 154/67mmHg。双肺呼吸音粗，未闻及明显干、湿啰音。

辅助检查：头颅+胸部CT示右侧额颞顶部去骨瓣术后改变，右侧基底节、额顶叶血肿，破入脑室及蛛网膜下腔，脑疝征象，两肺下叶坠积样改变。WBC 25.3×10^9/L，NEU% 95%，HGB 118g/L，PLT 136×10^9/L；PCT 8.87ng/mL；CRP 171.29mg/L；ALB 27.1g/L，ALT 17U/L，AST 66U/L，CREA 145.6μmol/L。凝血功能未见明显异常。

入ICU诊断：①右侧额颞叶、基底节区血肿术后；②双肺下叶坠积样改变。

三、主要治疗经过

表 2-7-1　患者住院期间重要临床资料和抗感染药物治疗时间轴

临床资料	抗感染方案
D1患者神志昏迷，GCS评分6分，保留经口气管插管，呼吸机辅助呼吸，体温最高38.1℃，感染指标高，考虑肺部感染可能	D1－D6头孢他啶2g，ivgtt，q12h
D7患者神志昏迷，反复发热，最高39℃。脑脊液生化示葡萄糖3.98mmol/L，蛋白107.99mg/dL，氯化物138mmol/L，乳酸（lactic acid，Lac）5.3mmol/L。脑脊液常规示红浊，潘氏试验（++），细胞总数298 504/μL，白细胞21 304/μL，多核比例96.1%。血常规WBC 18.28×10⁹/L，NEU 87.7%，PLT 214×10⁹/L。CREA 159μmol/L。补充诊断：颅内感染	D7临床药师与医师讨论建议抗感染方案调整为：利奈唑胺600mg，ivgtt，q12h；美罗培南2g，ivgtt，q8h
D8脑脊液培养未见细菌生长 D12患者神志昏迷，体温36.9℃。胸片提示两肺感染可能。脑脊液生化示葡萄糖1.94mmol/L，蛋白109.28mg/dL，氯化物122mmol/L，Lac 4.8mmol/L。脑脊液常规示外观粉浊，潘氏试验（++），细胞总数24 247/μL，白细胞6047/μL，多核比例83.3%。血常规示WBC 17.65×10⁹/L，NEU% 83.1%，PLT 182×10⁹/L，hs-CRP 25.01mg/L，PCT 0.19ng/mL	D12－D14继续利奈唑胺联合美罗培南抗感染治疗
D15患者神志昏迷，体温38.7℃，胸片示两肺炎症。痰培养回报肺炎克雷伯肺炎亚种，碳青霉烯类耐药（MIC 8μg/mL），只对复方磺胺敏感；脑脊液生化示葡萄糖1.73mmol/L，蛋白64.2mg/dL，氯化物130mmol/L，Lac 4.3mmol/L。脑脊液常规示外观浅粉微浊，潘氏试验（±），细胞总数5891/μL，白细胞191/μL，多核比例57.6%。血常规WBC 13.92×10⁹/L，NEU% 85.8%，PLT 157×10⁹/L，CREA 103.8μmol/L	D15临床药师会诊建议抗感染方案调整为：加用联磺甲氧苄啶2片，鼻饲，q12h；继续使用美罗培南联合利奈唑胺，医师予以采纳
D18患者神志昏迷，间断发热（38℃），血常规WBC 10.94×10⁹/L，NEU% 88.2%，PLT 141×10⁹/L；PCT 0.26ng/mL D19痰培养、脑脊液培养阴性	D18继续使用联磺甲氧苄啶、美罗培南联合利奈唑胺抗感染治疗
D20患者神志昏迷，体温37.3℃，胸片示肺部感染较前吸收。脑脊液生化示葡萄糖2.73mmol/L，蛋白55.69mg/dL，氯化物135mmol/L，Lac 3.3mmol/L。脑脊液常规示外观淡黄微浊，潘氏试验（±），细胞总数918/μL，白细胞18/μL，多核比例无。脑脊液培养阴性。血常规WBC 6.79×10⁹/L，NEU% 79.1%，PLT 163×10⁹/L；CREA 127.3μmol/L	停用联磺甲氧苄啶，转入神经外科，继续用美罗培南联合利奈唑胺治疗
D26患者神志浅昏迷，体温正常，脑脊液常规和生化好转	转当地医院康复治疗

四、讨论

（一）患者抗感染方案分析

1. 初始抗感染方案分析

患者入院后急行脑内血肿清除+去骨瓣减压术+血肿探查术，术后气管插管，出现发热，WBC、NEU%、CRP及PCT等细菌感染指标升高，胸片示双肺下叶坠积样改变，考虑呼吸机相关性肺炎可能。根据《中国成人医院获得性肺炎与呼吸机相关性肺炎（HAP/VAP）诊断和治疗指南（2018年版）》[4]，我国HAP/VAP常见的病原菌包括鲍曼不动杆菌、铜绿假单胞菌、肺炎克雷伯菌、金黄色葡萄球菌及大肠埃希菌等。本例患者为青年男性、近期无抗菌药物用药史，暂无多重耐药感染风险，但其入住ICU、保留气管插管，存在铜绿假单胞菌感染风险。头孢他啶为抗铜绿假单胞头孢菌素，因此经验性选用头孢他啶作为初始抗感染治疗方案。

2. 抗感染方案调整分析

第7日患者反复发热，脑脊液生化和脑脊液常规提示颅内感染。《2017年美国感染病学会医疗相关性脑室炎和脑膜炎治疗指南》[5]（下文简称"指南"）认为，对于可疑脑室炎或脑膜炎患者，单次或多次脑脊液细菌培养阳性且伴有脑脊液细胞增多（伴或不伴脑脊液糖降低）或白细胞计数增高，提示脑脊液引流术后感染。指南[5]指出脑脊液引术或分流术后最常见的致病菌为凝固酶阴性葡萄球菌、金黄色葡萄球菌、痤疮丙酸杆菌、革兰阴性杆菌，并推荐万古霉素联合抗假单胞菌的β-内酰胺类抗菌药物（如头孢吡肟、头孢他啶或美罗培南）作为医疗相关性脑室炎和脑膜炎的经验性用药。对于不能使用β-内酰胺类或万古霉素治疗的葡萄球菌感染者，可基于体外药敏试验结果选择特异性药物，包括利奈唑胺、达托霉素或复方磺胺甲噁唑。本例患者颅内感染合并呼吸机相关性肺炎、肾功能不全，医师与临床药师讨论，抗感染治疗应覆盖ICU常见耐药革兰阴性菌和革兰阳性菌，对本例患者使用万古霉素可能加重肾功能损伤，而利奈唑胺对肾功能影响小，且在肺部和颅内分布较好。因此，给予美罗培南联合利奈唑胺抗感染治疗。调整抗感染治疗方案5日后患者体温降至正常，感染指标较前下降，临床症状较前好转。

第15日患者再次发热，脑脊液常规和生化指标较前好转，胸片示两肺炎症，痰培养回报耐碳青霉烯类肺炎克雷伯肺炎亚种。有文献报道[6]，出现耐碳青霉烯类肠杆菌科细菌感染的危险因素包括：严重原发病、老年人、近期广谱抗菌药物（特别是氟喹诺酮类和碳青霉烯类）的使用、入住 ICU、血液肿瘤等疾患、实质脏器或造血干细胞移植、外科大手术、留置导管及引流管等。本例患者颅脑术后，入住ICU，美罗培南使用时间长，留置气管插管和导尿管，具备耐碳青霉烯类革兰阴性杆菌危险因素，结合患者情况考虑肺部感染加重，痰培养药敏提示复方磺胺敏感。指南[4]提出治疗耐碳青霉烯类肠科杆菌（CRE）时，当碳青霉烯类MIC为4～16μg/mL时，需与其他药物联合使用；增加给药次数或剂量，延长滴注时间。患者使用美罗培南（2g，ivgtt，q8h）联合利奈唑胺后颅内感染较前好转，故临床药师建议继续使用，据药敏加用磺胺类联磺甲氧苄啶抗感染治疗。

（二）药学监护

住院期间临床药师关注患者的体温、WBC、NEU%、PCT、胸片、脑脊液常规、脑脊液生化以及病原学结果，及时调整治疗方案。患者长期使用广谱抗菌药物美罗培南，需警惕二重感染及抗生素相关性腹泻的发生，治疗期间关注患者有无腹泻如水样便或血便，必要时给予益生菌制剂调节菌群。利奈唑胺为噁唑烷酮类化学合成的抗菌药物，其常见的不良反应为腹泻、恶心、呕吐等胃肠道症状及头痛、皮疹等，发生率较高的严重不良反应为贫血、血小板减少。利奈唑胺相关血小板减少的危险因素包括肾功能不全、基础血小板值低于正常值、高龄（年龄>65岁）、用药疗程长、慢性肝病、合并使用其他可能引起血小板减少的抗菌药[7]。联磺甲氧苄啶是由磺胺甲噁唑、磺胺嘧啶及甲氧苄啶组成的复方制剂，其常见不良反应过敏反应、中性粒细胞减少、血小板减少、肝肾损害等，患者肾功能不全，使用过程中可多饮水、碱化尿液、促排泄，减轻对肾功能损伤。患者同时使用利奈唑胺和联磺甲氧苄啶，应全程监测血小板。

五、小结

本例患者为神经外科术后颅内感染合并呼吸机相关性肺炎，病情复杂，而CRKP增加了抗感染治疗的难度。临床药师发挥专业优势，积极参与临床合理用药，协助医师进行用药方案的调整。在患者应用抗菌药物治疗期间进行疗效评价，及时协助临床医生调整治疗方案，并监测患者用药后的不良反应，保证患者的用药安全，最终抗感染效果良好，未出现不良反应，可为临床治疗类似的病例提供参考。

📖 参考文献

[1] 中国医师协会神经外科医师分会神经重症专家委员会，北京医学会神经外科学分会神经外科危重症学组.神经外科中枢神经系统感染诊治中国专家共识（2021版）[J].中华神经外科杂志，2021，37（1）：2-15.

[2] 中华医学会神经外科学分会，中国神经外科重症管理协作组.中国神经外科重症患者感染诊治专家共识（2017）[J].中华医学杂志，2017，97（21）：1607-1614.

[3] 胡付品，朱德妹.医疗机构碳青霉烯类耐药肠杆菌科细菌感染防控指南简介[J].中国感染与化疗杂志，2018，18（3）：331-335.

[4] 施毅.中国成人医院获得性肺炎与呼吸机相关性肺炎诊断和治疗指南（2018年版）[J].中华结核和呼吸杂志，2018，41（4）：255-280.

[5] Tunkel AR，Hasbun R，Bhimraj A，et al. 2017 Infectious Diseases Society of America's Clinical Practice Guidelines for Healthcare-Associated Ventriculitis and Meningitis[J]. Clin Infect Dis，2017，64（6），e34-e65.

[6] 王明贵，Guan X，He L，et al.广泛耐药革兰阴性菌感染的实验诊断、抗菌治疗及医院感染控制：中国专家共识[J].中国感染与化疗杂志，2017，17（1）：82-92.

[7] 屈静晗，解染，向倩，等.1例利奈唑胺与磺胺类药物合用导致严重血小板减少的病例分析[J].临床药物治疗杂志，2017，15（7）：76-79.

（西双版纳州人民医院　王美华　王丽梅撰写　李婷婷审修）

案例 ⑧ 儿童难治性肺炎支原体肺炎

一、案例背景知识

肺炎支原体（mycoplasma pneumoniae，MP）属于柔膜体纲中的支原体属，支原体是最小的原核致病微生物，MP缺乏细胞壁，依靠细胞膜外展形成的黏附细胞器黏附于呼吸道上皮细胞，因此对作用于细胞壁的抗菌药物天然耐药。MP是儿童社区获得性肺炎（community-aequired pneumonia，CAP）的重要病原体，肺炎支原体肺炎（mycoplasma pneumoniae pneumonia，MPP）占住院儿童CAP的10%～40%，流行高峰年其感染率可达50%～80%[1]。

儿童普通MPP一般采用大环内酯类抗菌药物治疗，但近年MP对大环内酯类抗生素耐药率不断上升，重症病例及难治性病例大幅增多。难治性肺炎支原体肺炎（refractory mycoplasma pneumoniae pneumonia，RMPP）目前尚无统一定义，一般指经大环内酯类抗生素正规治疗7日及以上者，仍持续发热，临床征象加重，出现肺外并发症、病程延长并伴随影像学征象进展。RMPP患者以年长儿多见，病情重，发热时间及住院时间长。儿童群体不像成人有多类药物可以选择，临床治疗极为棘手，很多时候需要借鉴成人的治疗经验超说明书用药。

二、病例介绍

患儿，男，2岁2个月，体重13.5kg，主因"咳嗽20余日，发热6日，加重伴气促5日"收入院。20余日前，患儿无明显诱因出现咳嗽，有痰咳不出，予头孢克肟颗粒、小儿退热清颗粒治疗4日，咳嗽减轻后停药。停药3日后再次出现咳嗽，继续口服上述药物。6日前，患儿Tmax 40℃，查胸片示肺炎，予口服小儿咳喘灵颗粒，无好转。4日前辅助检查示WBC、NEU%、hs-CRP升高，肺炎支原体抗体（+），予阿奇霉素静滴1日抗感染治疗，因出现呕吐、腹泻胃肠道反应，更换为头孢甲肟。患儿出现气促就诊于外院，辅助检查示NEU%、hs-CRP、PCT、AST、ALT升高，诊断"支气管肺炎、肝损害、幼儿腹泻"，予头孢曲松联合阿奇霉素抗感染治疗3日，仍高热、咳嗽。1日前就诊于我院，辅助检查示hs-CRP、NEU%、AST、ALT升高，以"重症肺炎，呼吸衰竭，肝损害"收住ICU。

入院查体：T 37℃，P 150次/分，RR 60次/分，患儿精神反应弱，烦躁不安，呼吸急促，可见鼻扇及吸气性三凹征。双肺呼吸音粗，两肺可闻及散在湿啰音。

辅助检查：hs-CRP>180mg/L，NEU% 84.1%，PCT 6.27ng/mL，AST 204.3U/L，ALT 189.3U/L，流感病毒B型IgM抗体（+），肺炎支原体IgM抗体（+），肺炎支原体抗体滴度1∶320。胸部CT示两肺多发大片实变影及散在浅淡小影，双侧胸腔后壁下见浅弧形液性密度影，右侧为著，气管及段以上支气管管腔通畅，局部不成比例变窄。

入院诊断：①重症肺炎；②呼吸衰竭；③胸腔积液；④肝损害。

三、主要治疗经过

患儿入院后气管插管呼吸机辅助呼吸，结合辅助检查结果考虑患者肺炎可能为支原体、细菌及流感病毒的混合感染，第1日予阿奇霉素（0.135g，ivgtt， qd）抗支原体治疗，头孢哌酮钠舒巴坦钠（0.65g，ivgtt，q12h）联合利奈唑胺（130mg，ivgtt，q8h）抗细菌治疗，帕拉米韦（0.135g，ivgtt，qd）抗流感病毒治疗，布地奈德、异丙托溴铵及沙丁胺醇雾化局部抗炎平喘及保肝等对症治疗。第2日查体Tmax 39℃，P 169次/分，RR 41次/分，BP 91/52mmHg，双眼睑肿胀，口唇发绀，咽部充血，吸气三凹征阳性，右肺呼吸音减低，双肺可闻及干、湿啰音，行右侧胸腔闭式引流，可见黄色略浑浊液体。胸腔引流液常规李凡他试验（+），白细胞 248×10^9/L，支原体抗体滴度1∶320。医生与临床药师重新评估患儿病情与治疗方案，患儿已静滴阿奇霉素治疗5日（包括院外用药），效果不佳，考虑可能为大环内酯类药物耐药的重症难治性肺炎支原体肺炎。予停用阿奇霉素、头孢哌酮钠舒巴坦钠、利奈唑胺，换用盐酸莫西沙星注射液（135mg，ivgtt，qd）抗感染治疗，同时加用注射用甲泼尼龙琥珀酸钠（135mg，ivgtt，qd）和静注人免疫球蛋白（总量2g/kg，分3日用），并行纤维支气管镜灌洗治疗。第5日查体T 37.8℃，P 122次/分，RR 30次/分，咽部充血，右肺呼吸音低，双肺可闻及干、湿啰音。复查血常规示WBC正常、NEU% 56.1%，hs-CRP 42mg/L，肺炎支原体实时荧光PCR扩增检测（咽拭子）阳性，肺炎支原体核酸检测阳性，大环内酯类耐药突变检测阳性，胸腔引流液革兰染色阴性，培养无细菌生长。调整注射用甲泼尼龙琥珀酸钠剂量为65mg/（kg·d）。第6日呼吸机条件降低，拔除气管插管，予鼻持续气道正压通气（nasal continuous positive airway pressure，NCPAP）辅助呼吸，查体：体温正常，P 120次/分，RR 34次/分，咽部充血，右肺呼吸音减低，双肺可闻及干、湿啰音。第7日改为鼻导管吸氧，耐受可，再次复查血常规WBC正常、NEU% 64%，PCT 0.54ng/mL，AST 99.1U/L，ALT 149.1U/L，患者病情平稳，转出ICU。

四、讨论

（一）本例患儿抗感染治疗方案的合理性评价

本例患儿为2岁余幼儿，以咳嗽、发热起病，外院检查结果已证实为MPP，入院后结合患者白细胞、中性粒细胞百分比、超敏C反应蛋白及降钙素原等细菌感染指标高，流感病毒B型IgM抗体（+）等，判断患者肺炎可能为MP、细菌、流感病毒混合感染，患者病史20余日，反复在院外使用多种抗菌药物（以第三代头孢菌素为主）治疗，细菌病原不排除G+与G-混合感染的可能。鉴于患者肺部感染重，初始予广覆盖、高强度的头孢哌酮钠舒巴坦钠联合利奈唑胺抗细菌，帕拉米韦抗流感病毒，阿奇霉素抗MP治疗是合理的。阿奇霉素使用5日后患儿病情改善不明显，考虑大环内酯类药物耐药的重症难治性肺炎支原体肺炎可能性大，此时如继续使用大环内酯类抗菌药物获益不大。经过临床药师和医生共同查阅大量文献资料后选择超说明书使用盐酸莫西沙星注射液治疗，此药抗菌谱广，不仅对对大环内酯类药物耐药的MP有效，而且覆盖儿童CAP的常见病原及除铜绿假单胞菌以外的大部分G-杆菌。评估此患儿铜绿假单胞菌感染的风险不大，因此，同时停用头孢哌酮钠舒巴坦钠和利奈唑胺，并配合其他支持治疗。随后大环内酯类耐药突变检测阳性也证实了之前的想法，根据患儿之后的各项感染指标及临床转归看，总体取得了较好的疗效，同时未出现明显不良反应。综上所述，本患儿治疗过程的抗菌药物选择及抗感染方案的调整是基本合理的。

（二）本患儿使用喹诺酮类药物的证据搜寻及注意事项

全身应用喹诺酮类抗菌药物在我国除可用于儿童炭疽外尚未被批准用于18岁以下儿童群体。但无论国内还是国外，随着耐药形势日益严峻，针对该类药物在儿童中应用的疗效及安全性的研究从未中断。尽管动物研究显示，喹诺酮类抗菌药物可引起某些幼年动物关节软骨病变，但这与动物种类、药物品种、剂量及疗程均有关系[2-3]。国外对于儿童使用喹诺酮类抗菌药物的限制相对宽松，《马丁代尔药物大典（原著第37版）》《英国国家处方集（BNF）儿童版（2016—2017）》《热病：桑福德抗微生物治疗指南（50版）》等书籍均有关于喹诺酮类抗菌药物在儿童社区获得性肺炎、复杂尿路感染、严重感染及囊性纤维化等疾病中应用的描述。我国《儿童肺炎支原体肺炎诊治专家共识（2015年版）》指出儿童RMPP可进行风险/利益分析后使用喹诺酮类抗菌药物；2017年广东省药学会印发《氟喹诺酮类抗菌药物在儿童应用中的专家共识》[4]进一步规范了该类药物在儿童中的使用，对其适用情况及剂量、疗程有明确推荐。综上所述，笔者认为不应该在儿童中完全禁用喹诺酮类抗菌药物，虽不能作为儿童抗感染的一线治疗药物，但对于没有其他更安全药物可选择的多重耐药菌感染、重症感染或耐碳青霉烯类肠杆菌感染时，我们应充分评估风险、获益后谨慎使用。鉴于该类药物在儿童中使用属于超说明书用药范畴，用药前应与患儿家长进行充分沟通，告知其治疗的获益与风险，家长签署知情同意书后需密切监测。结合本案例中患儿病情需要，查阅一系列文献资料权衡利弊，与家长充分沟通后使用莫西沙星并全程密切监测，在没有发生明显不良反应的情况下取得了较好的疗效。

五、小结

本例为2岁余儿童重症肺炎患者，考虑MP、细菌、流感病毒混合感染可能，结合既往治疗经过及临床改善情况考虑MP耐大环内酯类抗菌药物可能。临床药师参与治疗，查阅大量文献资料建议超说明书使用喹诺酮类抗菌药物并全程跟进，之后的耐药基因检测结果证实了之前的推断，最终治疗取得满意疗效。该案例提示临床面对儿童这一特殊群体，当遇到感染性疾病常规经验抗感染疗效不佳时，我们应全方位思考可能的原因。若考虑耐药菌感染，因抗菌药物选择有限往往可能需要超说明书用药，此时充分权衡利弊及做好知情同意工作极为重要。

参考文献

[1]陈志敏，尚云晓，赵顺英，等.儿童肺炎支原体肺炎诊治专家共识（2015年版）[J].中华实用儿科临床杂志，2015，30（17）：1304-1308.

[2]姜天俊，虞爱华.喹诺酮类药物对儿童关节软骨的影响[J].中华儿科杂志，1998，36（8）：506-509.

[3]李萍.喹诺酮类药物在儿科的临床使用及实验性软骨毒性研究[D].上海：复旦大学，2004.

[4]伍俊妍，孙树梅.氟喹诺酮类抗菌药物在儿童应用中的专家共识[J].今日药学，2018，（1）：1-10.

（西双版纳州人民医院　王丽梅撰写　李婷婷审修）

案例 ❾ 恙虫病东方体感染并发多脏器损伤

一、案例背景知识

恙虫病是由恙虫病东方体感染所致的急性自然疫源性传染病，人被恙螨幼虫叮咬而获感染。啮齿类动物为主要传染源，恙螨虫为传播媒介。人对恙虫病东方体普遍易感，农民及野外草地劳作者易感。流行有明显的季节性和地区性。好发于5月，以6~9月为高峰期，在我国一年四季均有发病[1]，在国内过去主要发生在长江以南的地区，近年来流行范围扩大到长江以北，全国病例报告数呈上升趋势。也流行于日本、东南亚、西太平洋及印度洋各岛屿等地区。临床特征有高热、毒血症、皮疹、焦痂和淋巴结肿大等。严重者可发生中毒性肝炎、支气管肺炎、心肌炎、脑膜脑炎、肾衰竭和消化道大出血等并发症。预防的重点是灭鼠除草，加强个人防护，防止被恙螨幼虫叮咬。药物治疗首选多西环素，备选环丙沙星、阿奇霉素、氯霉素。

二、病例介绍

患者，女性，68岁，体重48kg。自诉入院前3天无明显诱因出现腹痛，疼痛与进食无关，伴恶心、干呕，无腹泻，无黑便，伴发热，曾在诊所输液治疗（具体用药不详）病情无好转，遂至我院急诊科就诊，血常规示细菌感染指标升高，予头孢曲松钠3g静滴抗感染治疗1天，患者仍腹痛、发热。于2020年12月24日入住呼吸科。

入院查体：T 38.1℃，P 108次/分，RR 25次/分；BP 110/60mmHg。神清，精神可。全身皮肤黏膜无黄染、皮疹，浅表淋巴结无肿大；双眼球结膜充血，咽部无充血，颈静脉无充盈，颈软，无抵抗，双肺呼吸音清，未闻及啰音，心界无扩大，心率108次/分，律齐，各瓣膜区未闻及杂音，腹部软，未见胃肠型及蠕动波，脐周腹部压痛，无反跳痛，肝脾未触及肿大及压痛，双肾区无叩痛，包块未触及，肠鸣音4次/分。

辅助检查：WBC 11.23×10^9/L，PLT 98×10^9/L，NEU% 78.7%，hs-CRP 153.57mg/L，ALT 185.0U/L、AST 215.7U/L；空腹血糖8.0mmol/L；尿常规、大便常规正常；梅毒、HIV、登革热等检查均为阴性。

入院诊断：①发热待查；②肝功能损伤。

三、主要治疗经过

患者入院后WBC、NEU%、hs-CRP升高，提示存在细菌感染，但感染灶不明，医生予头孢曲松经验性抗感染治疗。12月27日患者仍反复发热，抗感染治疗效果不佳，邀请临床药师会诊调整用药。临床药师详细询问患者得知其发病前经常在菜园劳作，起病后反复高热，发热时伴明显畏寒、寒战，无咳嗽、咳痰等呼吸道感染症状，无尿频、尿急、尿痛等泌尿系感染症状。对其进行查体，发现在右侧肘部可见一4×5mm焦痂。与主管医生讨论不排除恙虫病可能，建议完善肥达试验、外斐反应检查，换用多西环素片（0.1g，po，q12h）抗感染治疗，但医生提出患者肝酶升高，多西环素可能加重肝功能损伤的疑虑，临床药师建议加用还原型谷胱甘肽（1.2g，ivgtt，qd）保肝。12月28日肥达试验、外斐反应检查未见明显异常，患者体温高峰下降，畏寒、寒战、腹痛症状减轻，仍有球结膜充血。12月29日复查血常规示 WBC $4.93 \times 10^9/L$，NEU% 83.4%，PLT $38 \times 10^9/L$，ESR 12mm/h；肝功能示 ALT 101.6U/L，AST 202.9U/L。治疗有效，继续多西环素抗感染及保肝治疗。经过入院治疗后，2021年1月3日患者无发热、腹痛，无球结膜充血。复查血常规示 WBC $6.47 \times 10^9/L$，NEU% 68.5%，PLT $211 \times 10^9/L$，肝功能：ALT 70.4U/L，AST 61.2U/L。评估临床治愈，予出院。

四、讨论

（一）患者未能及时明确恙虫病诊断的原因

恙虫病在病程的前5日出现的临床症状无特异性，如发热、头痛和肌痛，有（或无）恶心呕吐和咳嗽，很难在急性期进行病因诊断。随着病程进展，可出现实验室检查结果异常（包括血小板减少、白细胞计数正常或降低、肝酶水平升高或低钠血症），部分患者出现皮疹、焦痂，还可发生中毒性肝炎、支气管肺炎、心肌炎、脑膜炎、肾衰竭和消化道大出血等并发症[2,3]。

该患者入院时有恶心、干呕、腹痛和发热症状，结合 WBC、NEU%、hs-CRP 升高，容易往细菌感染方向考虑。在病程第6日于患者右侧肘部发现焦痂（焦痂对本病的诊断最具特征性），结合患者病史、各项实验室检查结果和头孢曲松抗感染治疗后疗效不佳等才拟诊恙虫病。所以对于发热原因不明的患者，应详细追问病史、多次查体，及时发现实验室检查结果异常情况，以免漏诊误诊。

（二）患者肝功能损害时，坚持选用多西环素原因分析

恙虫病东方体是专性细胞内寄生的微生物，仅脂溶性较高、能通过宿主细胞膜的抗菌药物才能对其发挥抑杀作用。在治疗药物选择方面，相关指南推荐首选药物为多西环素，可选药物为环丙沙星、阿奇霉素及氯霉素[4-6]。

该患者肝酶升高，已排除既往肝病病史和用药史，考虑为立克次体病中的病理生理机制所致，患者肝损伤程度不重，在积极配合对症治疗的基础上使用首选药物，才能更快更好治疗原发疾病，消除并发症。

（三）药学分析要点及药学监护

临床药师在参与治疗过程中，考虑多西环素常见不良反应为恶心、呕吐、腹泻等胃肠道反应，建议饭后服用，避免与牛奶、钙片等同服，指导患者用一满杯

水吞服药物，并在至少30分钟内不要躺卧，以免发生食管炎或食管溃疡[7]。嘱患者多休息、加强营养，进食流质或半流质食物，多饮水，保持水、电解质、酸碱和能量平衡。注意口腔及皮肤清洁，保持大便通畅。告知医生高热时应做物理降温，慎用止痛退热药[3]。出现相关并发症时，加强对症、支持处理，对病情危重者可施行重症监护治疗。

五、小结

恙虫病在云南省西双版纳地区较为多见，其临床表现复杂多样，可累及多个器官，病程与器官损伤的发生率相关，早期诊断和治疗是影响疾病转归的重要因素。临床药师作为抗感染治疗团队的一员，应积极参与制定药物方案，为临床医师遴选有效的抗感染药物，同时开展药学服务，提高患者依从性，保障临床合理用药。

参考文献

[1]陈灏珠，林果为.实用内科学[M].13版.北京：人民卫生出版社，2009：488.

[2]Dennis L，Kaspre Anthony S，Fauci.哈里森感染病学[M].胡必杰，潘珏，高晓东，译.中文第1版.上海：上海科学技术出版社，2019：621.

[3]中华医学会.临床诊疗指南——传染病学分册[M].1版.北京：人民卫生出版社，2006：63-66.

[4]《抗菌药物临床应用指导原则》修订工作组.抗菌药物临床应用指导原则（2015年版）：国卫办医发〔2015〕43号[S].北京：国家卫生计生委办公厅，2015.

[5]国家卫生计生委医政医管局，国家卫生计生委合理用药专家委员会.国家抗微生物治疗指南[M].2版.北京：人民卫生出版社，2017：55-56.

[6]David N G，Henry F C，George M E，et al.热病：桑福德抗微生物治疗指南[M].50版.范洪伟，王焕玲，周宝桐，等译.北京：中国协和医科大学出版社，2021：63.

[7]盐酸多西环素分散片（多迪）药品说明书（大连泛谷制药有限公司），修订时间：2020-08-15.

（勐海县人民医院贾林燕　西双版纳州人民医院张俊芬撰写　刘海燕审修）

案例 ⑩ 成人新型隐球菌性脑膜炎

一、案例背景知识

隐球菌存在于土壤和鸽粪中，在隐球菌感染的传播环节中，鸽粪是新型隐球菌临床感染的重要来源。隐球菌病是由新型隐球菌引起的亚急性或慢性深部真菌病，主要侵犯中枢神经系统和肺，也可侵犯骨、皮肤和黏膜或其他内脏。隐球菌引起的中枢神经系统感染，以脑膜炎最为多见。该病起病常隐匿，表现为慢性或亚急性过程。少数接受免疫抑制治疗的患者或免疫缺陷者可急性起病，病死率高。传统研究多认为隐球菌性脑膜炎多累及免疫抑制人群，尤其是艾滋病患者。而近年来相关的流行病学研究显示，隐球菌性脑膜炎在免疫正常人群中的发病情况也不容忽视，且与其他部位隐球菌病相比，隐球菌性脑膜炎更易发生于无基础疾病的免疫正常人群[1]。

二、病例介绍

患者，傣族，男，31岁，体重64kg，身高162cm，职业为农民，既往体健。患者因"头痛伴恶心、呕吐6天"于2021年5月27日入院。

入院查体：T 36.3℃，P 97次/分，RR 18次/分，BP 107/68mmHg，神清，语利，一般情况欠佳，眼球运动正常，无明显面瘫，伸舌居中，咽反射存在，饮水试验阴性，双侧瞳孔等大等圆，直径3mm，对光反射存在，颈抵抗，下颌距前胸3横指。双肺、腹、心脏无异常。四肢肌力、肌张力正常，无眼震，生理反射存在，病理反射未引出，双下肢无水肿，双下肢克氏征阳性。

辅助检查：外院头颅CT提示后纵裂池可疑高信号。血常规示WBC 14.37×10⁹/L，NEU% 86.5%，HGB 141g/L，PLT 426×10⁹/L。肝、肾功能、心肌酶指标正常。

入院诊断：头痛待查（中枢神经系统感染？蛛网膜下腔出血？）

三、主要治疗经过

表 2-10-1　患者住院期间临床治疗及抗感染治疗时间轴

5月27日	患者入院后复查头、颈部血管计算机体层成像血管造影（computed tomography angiography，CTA）提示：颅脑平扫、脑实质未见明显异常，暂不考虑蛛网膜下腔出血。根据检查，考虑患者为中枢神经系统感染，给予头孢曲松、更昔洛韦静脉滴注抗感染治疗
5月29日	行腰穿脑脊液检查：脑脊液清亮，滴速180～220滴/分
5月30日	脑脊液生化：乳酸28.60mg/dL，氯化物118.9mmol/L，葡萄糖2.77mmol/L，微量蛋白59.20mg/dL。脑脊液细胞学检查：外观清晰透明，WBC 226×10⁹/L，淋巴细胞151，单核细胞3，嗜中性粒细胞21。脑脊液常规：潘氏试验（＋）
6月1日	脑脊液培养（需氧瓶）：罗伦特隐球酵母，药敏提示：5-氟胞嘧啶敏感（S），氟康唑中介（I），两性霉素B、伊曲康唑、伏立康唑无折点（ND）
6月2日	血常规：WBC 16.98×10⁹/L，NEU% 76.0%；PCT 0.13ng/mL
6月3日	因治疗条件受限，患者转上级医院治疗
6月4日	脑脊液墨汁染色，检出隐球菌
6月7日	头颅核磁示：脑内柔脑膜较广泛增厚、强化，符合脑膜炎表现。诊断：新型隐球菌性脑膜炎
6月10日	患者三联抗真菌治疗：注射用两性霉素B 50mg+5% GS 500mL，静脉泵入6h，qd；氟康唑氯化钠注射液400mg，ivgtt，qd；氟胞嘧啶片1.5g，po，q6h
6月19日	患者病情好转出院，转回我院继续治疗。查肝、肾功能指标正常，血钾低（2.7mmol/L）。因暂无两性霉素B、氟胞嘧啶片，经临床药师建议，给予氟康唑氯化钠注射液800mg，ivgtt，qd及补钾治疗
6月24日	血钾3.15mmol/L
6月25日	调整抗真菌治疗方案为：注射用两性霉素B 50mg+5% GS 500mL，静脉泵入，8mL/h（避光），qd；氟康唑氯化钠注射液400mg，ivgtt，qd；氟胞嘧啶片1.5g，口服，q6h
6月27日	ALT 173U/L，AST 62U/L，胆红素正常；CREA正常
6月30日	ALT 126U/L，AST 36U/L，胆红素正常；CREA正常。患者输注两性霉素B处疼痛并伴有皮肤硬结
7月1日	医生停用氟康唑氯化钠注射液。经临床药师建议调整两性霉素B用法为：注射用两性霉素B 50mg+5% GS 500mL，泵入6h，qd，并用硫酸镁注射液湿敷疼痛处，复方利多卡因乳膏外擦

续上表

7月6日	复查肝功能较前好转：ALT 80 U/L，AST 42 U/L；血钾 3.19 mmol/L
7月7日	患者出院，出院时病情：患者未诉特殊不适，肢体活动可。查体：神清，对答切题，查体无特殊。经与医生讨论后确定出院后抗真菌治疗方案为：氟康唑片 400 mg，po，qd；氟胞嘧啶片 1.5 g，po，q6h

四、讨论

（一）抗真菌治疗方案分析

目前治疗隐球菌感染的抗真菌药物包括以下3类：多烯类（两性霉素B及其脂质体）、吡咯类（氟康唑、伏立康唑、伊曲康唑）及氟胞嘧啶。根据我国《隐球菌性脑膜炎诊治专家共识》（2018年）[2]，非艾滋病隐球菌性脑膜炎抗真菌治疗包括诱导期和巩固期治疗。诱导期治疗≥4周，首选治疗方案为：两性霉素B[0.5～0.7 mg/(kg·d)]+氟胞嘧啶[100 mg/(kg·d)]；次选方案包括：①两性霉素B[(0.5～0.7 mg/(kg·d)]+氟康唑（400 mg/d）；②氟康唑（600～800 mg/d）±氟胞嘧啶[100 mg/(kg·d)]；③单用两性霉素B[0.5～0.7 mg/(kg·d)]；④伊曲康唑注射液（第1～2天负荷剂量200 mg，q12h，第3天始200 mg，qd)±氟胞嘧啶（100 mg/(kg·d)）；⑤伏立康唑（第1天负荷剂量6 mg/kg，q12h，第2天始4 mg/kg，q12h)±氟胞嘧啶[100 mg/(kg·d)]。巩固期治疗疗程≥6周，首选治疗方案：氟康唑（600～800 mg/d）±氟胞嘧啶[100 mg/(kg·d)]，或两性霉素B[0.5～0.7 mg/(kg·d)]±氟胞嘧啶[100 mg/(kg·d)]。若患者肾功能不全，需调整治疗方案。

本例患者既往无基础疾病，此次为初发隐球菌性脑膜炎，诱导期首选治疗方案为两性霉素B联合氟胞嘧啶。患者转回我院继续治疗时，因两性霉素B、氟胞嘧啶、伊曲康唑注射液暂不能获得，根据《隐球菌性脑膜炎诊治专家共识》（2018年）推荐，可给予氟康唑（600～800 mg/d），或伏立康唑（第1天负荷剂量6 mg/kg，q12h，第2天始4 mg/kg，q12h）。

由于氟康唑较低的毒性，目前国际上常将其作为隐球菌性脑膜炎巩固期和维持期治疗的首选。伏立康唑也具有较好的脑脊液浓度，文献报道[3]伏立康唑可有效抑制对氟康唑耐药的菌株，但目前伏立康唑治疗隐球菌性脑膜炎的临床数据仍然有限，需要更多临床研究支持其在隐球菌性脑膜炎中的治疗。患者6月1日的药敏结果提示：氟康唑中介，伏立康唑无药敏结果。该患者采用了较大剂量的氟康唑（800 mg/d）暂时作为诱导期的替代治疗。

本例患者诱导期治疗时间为4周，病情好转，头痛症状改善，其余查体无特殊，出院后转为巩固期治疗。因6月1日药敏结果提示氟康唑中介，巩固期治疗单用氟康唑增加治疗失败的风险，故选用氟康唑联合氟胞嘧啶片。《隐球菌性脑膜炎诊治专家共识》（2018年）推荐巩固期氟康唑剂量为600～800 mg/d，也有文献报道[4]为400～800 mg/d。考虑到患者长期用药的安全性问题，该患者使用了氟康唑片（400 mg，po，qd），联合氟胞嘧啶片（1.5 g，po，q6 h），建议治疗3个月。患者多次到我院随诊，病情恢复好。

（二）两性霉素 B 与两性霉素 B 脂质体的区别

两性霉素 B 是多烯类抗真菌药物，它通过结合到真菌细胞膜上的固醇（主要为麦角固醇），造成膜通透性改变，胞内物流出而使真菌细胞死亡。两性霉素 B 也能结合哺乳动物细胞膜中的固醇（主要为胆固醇），而这可能是其对哺乳动物有毒性的原因。该药口服给药后药物吸收不良（低于5%），因此，侵袭性真菌病的治疗需要静脉内给药。

两性霉素 B 脂质体是两性霉素 B 和脂质体按1∶7的摩尔比混合而成，其抗菌机制与两性霉素 B 相仿。脂质体包裹后增加了对真菌细胞膜内麦角固醇的亲和力，降低了对哺乳动物细胞膜胆固醇的亲和力，从而提高了其抗菌活性，对宿主器官的损伤大为降低。两性霉素 B 与两性霉素 B 脂质体所引起的不良反应类型大致相同，如恶心、呕吐、发热、寒战、肾毒性、电解质紊乱、肝毒性、贫血、静脉炎等，但不良反应主要累及的靶器官严重程度存在差异，具体如下：

（1）肾损伤和低血钾。两性霉素 B 可引起血肌酐、尿素氮升高、低血钾等，严重者可出现急性肾功能衰竭、心律失常等。两性霉素 B 脂质体肾损伤和低血钾的机制与两性霉素 B 大致相同，两性霉素 B 可引起肾血管收缩，使肾血流量减少，导致肾缺血性损伤；还可引起肾小管酸中毒，从而使钾排泄增多引起低血钾[5]。两性霉素 B 在体内不被代谢，主要以原型经肾排泄，其在肾组织中分布浓度最高，其次为肝、脾、肾上腺、肺、甲状腺、心、骨骼肌、胰腺等。两性霉素 B 脂质体经尿排泄的量减少，其在肝脏的分布浓度最高，其次为脾、肺、肾等。所以，两性霉素 B 脂质体降低了肾损伤和低血钾的不良反应。

（2）肝损伤。两性霉素 B 脂质体在肝脏的分布浓度较两性霉素 B 高，易于在肝脏积累。所以两性霉素B脂质体较两性霉素B更易引起肝损伤。

因两性霉素B的不良反应相对较大，对于深部真菌感染，临床治疗上更推荐使用两性霉素B脂质体。本案例患者，因两性霉素B脂质体的价格较贵，且获得两性霉素B脂质体较困难，故选用了两性霉素B。

（三）针对该病例的临床药学监护点

1.参与抗真菌治疗方案的制定与调整

本例患者转回我院继续治疗时，因暂时不能获得两性霉素B和氟胞嘧啶，临床药师根据指南推荐建议暂时采用较大剂量的氟康唑替代治疗，并协助医生及时申请临时采购两性霉素B和氟胞嘧啶。

两性霉素B的说明书中提示，初始使用该药需从小剂量开始，以1～5mg或按体重1次0.02～0.1mg/kg给药，以后根据患者耐受情况每日或隔日增加5mg，当增至1次0.6～0.7mg/kg时即可暂停增加剂量。若两性霉素B治疗中断7日以上者，需重新自小剂量开始逐渐增加至所需剂量。该患者自外院转入我院，其间两性霉素B中断治疗7天，继续使用了治疗所需剂量。

患者肝功能出现异常，根据指南推荐的治疗方案，停用了氟康唑，采用两性霉素B联合氟胞嘧啶联合治疗。因我院药敏结果提示氟康唑中介，巩固期单用氟康唑治疗失败风险较大，最终采用氟康唑联合氟胞嘧啶作为巩固期的治疗方案。

2.安全用药的药学监护

（1）关注药物不良反应。

两性霉素B不良反应较多，用药过程中需注意观察患者有无不良反应症状，如恶心、呕吐、高热、寒颤等，监测肝、肾功能、电解质、血常规指标。静脉滴注时，应先以灭菌注射用水10mL配置50mg，再用5%葡萄糖注射液稀释（不可用氯化钠注射液，因可产生沉淀），滴注液的药物浓度不超过10mg/100mL，避光缓慢静滴，每次滴注时间需6h以上。减少两性霉素B静脉输注引起静脉炎的方法包括：采用深静脉输注；交替使用输液部位；避免输液浓度超过0.1mg/mL；避免输液时间少于4h。该患者开始使用两性霉素B时输液浓度较大，出现了静脉炎症状，后调整输液浓度，并给予硫酸镁局部湿敷、复方利多卡因乳膏外擦，患者症状缓解。

氟胞嘧啶最显著的毒性是血液学、肝脏和胃肠道毒性。因其主要以原型从尿液中排出，所以出现肾功能不全时需要调整药物剂量。

氟康唑也具有肝毒性。主要以原型从尿液中排出，因此，肾功能不全时也需要调整药物剂量。

（2）关注药物相互作用。

患者入院时仍有头痛，不排除颅内压高情况，给予甘露醇降低颅内压。两性霉素B具有肾毒性、低血钾不良反应，与甘露醇联合使用会增加肾损伤、低血钾的发生。联合用药过程中需加强肾功能指标和血钾的监测，及时补钾。

（四）降钙素原在侵袭性真菌感染中的评价意义

降钙素原（PCT）已被广泛用作细菌感染性疾病诊断和治疗的重要参考指标。健康成人血清PCT水平很低，通常不超过0.05 ng/mL。细菌感染时，宿主炎症应答产生的促炎因子诱导甲状腺以外的组织（如肝脏、肺、肠道等）合成PCT。动力学数据显示，细菌感染可快速诱导PCT产生，2～6 h即可升高，12 h达峰。病毒感染时，机体释放的γ干扰素可抑制PCT的产生，因此，PCT是细菌感染较为特异的炎症标志物[6]。对于疑似下呼吸道感染的患者，当PCT≥0.25 ng/mL时，提示存在细菌感染的可能性大。脓毒血症患者PCT的诊断界值为超过0.5 ng/mL，严重脓毒症和脓毒性休克患者PCT可波动在5～500 ng/mL之间。

侵袭性真菌感染的早期症状和体征常缺乏特异性，诊断较为困难。真菌培养过程耗时较长，且敏感性和阳性率较低，不利于早期诊断。目前，PCT对侵袭性真菌感染的诊断价值仍有争议。《降钙素原（PCT）急诊临床应用的专家共识》（2012年）[7] 提到，侵袭性真菌感染时PCT可以增高，局灶性真菌感染时PCT很少增高，尤其免疫抑制及中性粒细胞减少合并真菌感染时患者的PCT不升高。因此PCT对真菌感染的诊断价值有限。已经确诊的真菌感染患者，PCT的变化趋势可以作为治疗监测的指标。有文献报道[8,9]，PCT可以作为细菌感染与真菌感染相鉴别的一个有效的临床辅助诊断指标。真菌感染时PCT水平以轻度升高为主；对于一个有临床感染征象的患者，若PCT<0.5 ng/mL时，高度提示真菌感染。

本例患者6月1日行PCT检测为0.13 ng/mL，后续治疗期间应监测PCT变化情况，辅助评估患者病情及疗效。

五、小结

隐球菌性脑膜炎的致死率、致残率较高，不规范治疗易导致耐药菌的出现、疾病复发，所以隐球菌性脑膜炎的治疗需规范、足剂量、足疗程。临床治疗过程中需根据患者的实际情况制定个体化治疗方案，治疗期间应加强监护，密切监测相关指标，针对部分可能出现的药物不良反应应尽早预防，出现不良反应时需及时处理。

在本例患者治疗过程中，临床药师对隐球菌性脑膜炎治疗的方案选择、药物的用法用量、输液浓度及药物的不良反应进行了监护，同时为医生提供药学意见和建议，并被医生采纳，体现了临床药师在临床实践中的作用。

参考文献

[1] 刘加，方文捷，洪南，等.免疫正常人群隐球菌性脑膜炎临床分析[J].中国真菌学杂志，2016，11（2）：99-102.

[2] 刘正印，王贵强，朱利平，等.隐球菌性脑膜炎诊治专家共识[J].中华内科杂志，2018，57（5）：317-323.

[3] 李航，李小静，潘炜华，等.伏立康唑在新型隐球菌性脑膜炎的应用进展[J].世界临床药物，2020，41（5）：338-341.

[4] 王浩，蔡群，盛吉芳.隐球菌性脑膜炎治疗的更新[J].中国微生态学杂志，2020，32（1）：91-95.

[5] 刘晓东，李佳楠，孙浩，等.两性霉素B与两性霉素B脂质体不良反应文献分析[J].中国临床药学杂志，2014，23（4）：252-255.

[6] 中国医药教育协会感染疾病专业委员会.降钙素原指导抗菌药物临床合理应用专家共识[J].中华医学杂志，2020，100（36）：2813-2821.

[7] 陈云霞.降钙素原（PCT）急诊临床应用的专家共识[J].中华急诊医学杂志，2012，09：944-951.

[8] 牟娜，牟佳，姚新洁，等.降钙素原与1，3-β-D葡聚糖检测在不同感染性疾病诊断中的应用评价[J].中华医院感染学杂志，2016，26（11）：2453-2455.

[9] 马晓薇，罗永艾.降钙素原在侵袭性真菌感染诊断中的应用价值研究[J].中华医院感染学杂志，2012，22（5）：904-906.

（西双版纳州人民医院 赵波撰写 李婷婷审修）

案例 ⑪ 先天性免疫缺陷伴播散性隐球菌病

一、案例背景知识

新生隐球菌（crytococcus neofonmans）是一种具有多糖荚膜的机会致病性酵母菌[1]。在自然界中广泛存在，尤其是鸽子粪中，其带菌阳性率可达70%[2]。新生隐球菌可经呼吸道或破损的皮肤、黏膜侵入人体，主要侵犯中枢神经系统和肺脏，也可原发或继发于皮肤、黏膜、骨骼、肝脏等组织和器官。当机体免疫功能低下时，新生隐球菌可表达硅酸和荚膜多糖，合成黑素，以及分泌甘露醇、磷脂酶和超氧化物歧化酶等逃逸机体的免疫反应，引起局部感染或播散性隐球菌病。

播散性隐球菌病（disseminated cryptococcosis，DC）是由新生隐球菌经血行播散导致中枢神经系统、肺、皮肤等多器官感染的深部真菌病。随着广谱抗生素、激素、免疫抑制剂应用及艾滋病患者的增多，隐球菌病的发病率和死亡率都明显增高。大多数国家发病率在2.9%～13.3%，但非洲和一些东南亚国家可达30%，据估计世界范围内每年大约能诊断957 900例DC患者[3]。由于DC临床表现缺乏特异性，且发病隐匿，病程长，容易误诊，导致患者病死率极高。播散性隐球菌病因侵犯脏器广泛，表现为多系统症状，临床表现有发热、与胸片不相符的咳嗽、咳白痰、胸痛等呼吸系统症状或体征，中枢神经系统症状伴颅内压升高，肝脾淋巴结肿大及肝功能损害等。10%～20%患者可出现皮肤损害[4]，表现形式多样，如丘疹、痤疮样皮疹、结节、水疱、脓疱、传染性软疣状皮损等，还可见胰腺、胃肠道病变等。

二、病例介绍

患儿，男性，5岁23天，体重16kg，主因"发热、咳嗽40天，皮疹3天"入我院。患儿入我院前40天无明显诱因出现发热，Tmax 40℃，热峰4次/日，伴阵发性喘咳，咳时有痰，夜间明显，咳嗽剧烈时伴面色发红，无寒战、抽搐、意识障碍及呕吐腹泻等。于当地诊所输液治疗2天无好转（具体不详）。入我院前31天于外院诊断为肺炎，治疗7天后咳嗽稍好转但仍发热，性质同前。入我院前24天转诊于上级医院，诊断为肺炎，住院治疗15天，其间先后使用美罗培南、头孢哌酮钠舒巴坦钠、头孢曲松、万古霉素抗感染治疗，仍发热咳嗽，性质同前。入我院前8天就诊于我院门诊，结合既往住院检查资料诊断为肺炎，予输注头孢唑肟3天，口服脾氨肽口服冻干粉、小儿愈美那敏溶液、羚羊角胶囊治疗8天，患儿仍反复发热及咳嗽。入我院前3天患儿面部出现皮疹，高出皮面伴瘙痒。为求进一步诊治以"皮疹、发热原因待查"收住我院。

入院查体：T 38.8℃，P 120次/分，RR 20次/分，BP 100/70mmHg。患儿呼吸平稳，无鼻扇及吸气三凹征，双肺呼吸音粗，未闻及干、湿啰音。面部可见少许皮疹，稍高出皮面，双手可见大量疣状增生，右侧腰部可见1×1.5cm 1个红色硬结，左胸前可见0.3×0.3cm 1个红色丘疹。颈部可触及1粒花生米大小肿大淋巴结，活动可。余心、腹、神经查体等未见明显异常。

既往史：患儿为足月顺产儿，喂养史、智力、体力发育同同龄儿。生后8月开始易反复呼吸道感染，平均1次/月，2年前双手出现疣状增生。对牛奶、蛋白、鸡肉、牛肉、羊肉、花生、豆类过敏。否认特殊家族遗传病史。患儿有两个姐姐，分别18岁和12岁，体健。患儿有鸡及猫接触史，否认鸽子接触史。

辅助检查：hs-CRP 70mg/L，WBC 26.83×10⁹/L，NEU% 75.5%，嗜酸性粒细胞百分比（eosinophils，EOS%）9.8%，磷酸肌酸同工酶（creatine kinase-MB，CK-MB）74U/L，呼吸道感染病原体IgM抗体均阴性。胸部CT示双肺少许炎症。

入院诊断：①发热原因待查；②泛发寻常疣；③心肌损害。

三、主要治疗经过

患儿入院第1天根据辅助检查结果细菌感染指标升高，胸部CT回报双肺少许肺炎，经验性予头孢曲松75mg/(kg·d)抗感染、布地奈德联合异丙托溴铵雾化局部抗炎平喘、磷酸肌酸钠营养心肌治疗；第4天患者低热，时有阵发性咳嗽，诉脐周痛，腹部B超示肝大，淋巴结肿大。血隐球菌荚膜多糖抗原检查阳性，hs-CRP 51mg/L，WBC 11.48×10⁹/L，NEU% 57.9%，EOS% 8.5%，免疫球蛋白E 1530IU/mL，显著升高；第6天患儿持续低热，左肘部及胸前有新增皮疹。淋巴细胞亚群检查结果显示T辅助淋巴细胞/T抑制淋巴细胞（CD4/CD8）比值为0.3，显著降低。脑脊液（cerebrospinal fluid，GSF）生化、常规检查无异常，GSF革兰染色、墨汁染色未查到细菌。

补充诊断"播散性隐球菌病，先天性免疫功能缺陷"。加用氟康唑氯化钠注射液12mg/(kg·d)抗真菌治疗。第20天，皮肤刮片真菌培养结果示新生隐球菌，药敏示对氟康唑、氟胞嘧啶、两性霉素B等敏感。临床药师与医生共同查阅相关资料，制定播散性隐球菌病的治疗方案，欲使用两性霉素B联合氟胞嘧啶标准治疗，但鉴于无法获得氟胞嘧啶而继续使用氟康唑，加用两性霉素B（起始1 mg，之后视患儿耐受情况缓慢加量）。第21天患儿输注两性霉素B过程中出现发热，但可耐受，故继续使用，之后的两天输注过程中仍出现低热，后未再出现。第25天停用氟康唑及头孢曲松，加用氟胞嘧啶100 mg/（kg·d），分4次。第31天两性霉素B加量至0.94 mg/（kg·d），不再继续加量，当天起患儿出现持续低钾血症，予口服和静脉对症补钾处理。第45天患儿足疗程使用两性霉素B联合氟胞嘧啶诱导治疗4周结束，予停用，换用氟康唑12 mg/（kg·d）维持治疗。第52天患儿已无发热，咳嗽稍好转，胸片示肺内病变较前吸收，家长要求自动出院，医生嘱继续口服氟康唑，带药出院。

四、讨论

（一）本例患儿诊断治疗思路分析

患儿以发热起病，病史长，病程中先后经多种抗菌药物治疗效果不明显，入院后细菌感染指标仍高，CT提示有肺炎，考虑患儿发热为感染性发热，可能为细菌和其他病原体混合感染。初始予头孢曲松经验性抗感染治疗，完善其他相关检查。后细菌感染指标明显下降，但仍持续低热且有新发皮疹。患儿血清乳胶凝集试验检测隐球菌荚膜多糖抗原阳性，有肺部感染症状、体征，不排除隐球菌肺炎可能。根据中国《隐球菌感染诊治专家共识》（2010年）[5]及药品说明书选用氟康唑［12 mg/（kg·d）］进行治疗。是否为播散性感染累及中枢和皮肤有待进一步检查确认。随后患儿CSF生化、常规未见明显异常，CSF革兰染色、墨汁染色未见病原菌，皮肤刮片真菌鉴定为新型隐球菌，药敏示对多种抗真菌药物敏感。结合患儿免疫球蛋白E 1530 IU/mL（显著升高），淋巴细胞亚群检查结果显示CD4/CD8比值为0.3（显著降低），增加诊断：播散性隐球菌病、先天性免疫功能缺陷。

中国《隐球菌感染诊治专家共识》（2010年）指出，对于肺部感染症状严重者或严重免疫抑制宿主按照中枢神经系统感染的治疗方案治疗。上述专家共识和美国IDSA在2000年推出的初步方案及2010年推出的更新方案中都建议对隐球菌性脑膜炎采取分期治疗，在初期的诱导治疗中，联合应用两性霉素B和氟胞嘧啶得到了全球专家的广泛认可，氟康唑作为后续治疗用药也得到了普遍的赞同。但是我国的专家共识的治疗方案是针对成人制定的，且IDSA 2010年版《隐球菌病处理临床实践指南：2010年美国感染病学会更新》[6]指出有关儿童隐球菌病的文献仅限于病例报告和小样本，因此，对于儿童隐球菌病患者的给药剂量和用药时长尚未确定，其推荐的治疗方案是基于对成人的研究进行的推断。特别需要考虑的是治疗儿童隐球菌病时抗真菌药物的剂量。上述指南中治疗儿童隐球菌病的两性霉素B剂量为$0.5 \sim 1.0 \, mg/kg$，是因为儿童通常比成人更能耐受两性霉素B，治疗隐球菌病的剂量一般为$1 \, mg/kg$。此外，中枢神经系统和播散性隐球菌病的诱导和巩固治疗方案是两性霉素B $1 \, mg/kg$，加上氟胞嘧啶$100 \, mg/(kg \cdot d)$，分4次使用2周（按成人的疗程计划）。基于以上理论支撑，本案例中临床药师与医生共同给患儿制定抗隐球菌治疗方案，考虑到两性霉素B的毒副作用欲使用两性霉素B脂质体进行治疗，但兼顾患儿家庭经济情况最终使用两性霉素B普通制剂，同时医院无法供应氟胞嘧啶，暂予两性霉素B联合氟康唑治疗，待从外院购来氟胞嘧啶再代替氟康唑。我国两性霉素B使用方法和剂量特殊，即需从小剂量开始逐渐增加至有效维持剂量。因此该患儿按照说明书的最低开始剂量$1 \, mg/d$给药。以后再按照患儿耐受情况逐渐加量至有效维持剂量。完成诱导治疗疗程后，患者症状和体征明显改善，改口服氟康唑完成巩固治疗疗程。

（二）临床药师在本案例治疗团队中的作用

在本案例中临床药师在治疗团队发挥的作用主要有协助临床医生共同制定治疗方案、在治疗过程中进行药学监护及用药指导。具体如下：

（1）对于播散性隐球菌病目前尚无针对儿童的权威诊治专家共识或指南，临床药师通过查阅IDSA指南、Uptodate、万方医学网及CNKI等数据库中的个案报道，权衡获益风险比，与医生共同制定适合本患儿的治疗方案，选药过程中综合考虑了药品的可及性、药品不良反应发生风险及患者家庭经济情况。

（2）两性霉素B在使用过程中具有特殊性，在治疗开始前，临床药师给医生、护士讲解如何正确使用。两性霉素B应从小剂量开始逐渐加量，起始$1 \, mg/d$，根据耐受情况逐渐加至维持剂量$1 \, mg/(kg \cdot d)$。使用两性霉素B时先用灭菌注射用水溶解，再用5% GS稀释（不可用0.9% NS，可产生沉淀），稀释浓度$<0.1 \, mg/mL$，需单独输注，不可与其他药品混合，若同一静脉通路要输注多组药品，在使用两性霉素B前后应使用5% GS 5 mL进行冲管。并避光输注，防止药物效价降低，输注速度应慢，滴速<30滴/分，滴注时间应大于6h。因两性霉素B可导致局部刺激，输注时避免药液外漏。每日记录两性霉素B的累计使用量，不可超过

1000mg。

（3）全程监护使用两性霉素B过程中可能出现的药物不良反应，如与药物输注有关的不良反应，包括发热、寒战、头痛、恶心等，滴注开始后2h内每小时监测体温、脉搏、呼吸、血压各1次。本例患儿使用药物的前两天出现发热，鉴于可耐受继续加量，后未再出现。监护使用两性霉素B过程中常发生的肾功能损害、低钾血症等不良反应。定期监测本例患儿尿量、血清尿素氮、血肌酐及血清电解质，在治疗过程中患儿发生了持续性低钾血症，医生对症予以口服补钾，但效果不理想，临床药师建议采用口服联合静脉补钾的方案，最终患儿血钾维持在正常范围内，顺利完成治疗过程。

（4）患儿在医院内完成诱导治疗后病情平稳，出院带药（氟康唑，口服）维持治疗。临床药师对患儿家长进行出院用药教育，如氟康唑（0.18mg，po，qd）需用足8周疗程，每天固定时间服用，因药物吸收不受进食影响，可饭后服用。用药过程中定期监测患儿肝功能、肾功能。若需同时使用其他药物须先咨询医生或药师，若院外患儿病情有变化应及时复诊等。

五、小结

本案例为一先天免疫缺陷伴发播散性隐球菌病患儿，侵袭性真菌感染的治疗与用药十分棘手，特别是针对儿童患者。在整个治疗过程中临床药师根据隐球菌病的疾病特点，结合相关指南推荐及药物特性，协助医生制定个体化治疗方案，同时在正确使用药品、监护用药不良反应等方面为医、护、患提供全方位的药学服务，充分证明药学监护是对临床工作的补充，临床药师是治疗团队的重要成员。

参考文献

[1] 李肃静，皇幼明，唐慧，等. T淋巴细胞在新生隐球菌感染中的防御作用[J]. 中国真菌学杂志，2022，05：425-430.

[2] 吴绍熙，郭宁如，刘维达，等，新生隐球菌的生态学、流行病学、分子生物学及临床研究[J]. 真菌学报，1996，15（2）：114-120.

[3] Rothe C，Sloan D，Goodson P，et al. A prospective longitudinal study of the clinical outcomes from cryptococcal meningitis following treatment induction with 800 mg oral fluconazole in Blantyre，Malawi[J]. Plos One，2013，8（6）：67311.

[4]郭秀军.新生隐球菌的致病机制和宿主的防御反应研究进展[J].医学综述,2003,9(6):346-348.

[5]温海.隐球菌感染诊治专家共识[J].中国真菌学杂志,2021,5(2):65-68.

[6]周颖杰,李光辉,Perfect JR,等.隐球菌病处理临床实践指南:2010年美国感染病学会更新[J].中国感染与化疗杂志,2010,10(3):161-166.

(西双版纳州人民医院 王丽梅撰写 李婷婷审修)

案例 12 活体肝移植术后肺部真菌感染

一、案例背景

肝移植患者是非常特殊的人群,具备感染的各种高危因素,而且一旦发生感染,往往进展迅速,可危及生命。肝移植术后用药很多,在抗感染药物选择时需要综合考虑药效、药物相互作用、药物不良反应等各个方面,而这正需要临床药师从药学角度发挥自己的专长,帮助临床正确合理地选择和使用药物,保证患者药物治疗安全。

二、病例介绍

患儿,女,3岁,15kg,因"反复皮肤黄染近3年,为行活体肝移植术"入院。既往患儿出生后3个月时出现全身皮肤黄染,考虑先天性胆道闭锁(biliary atresia,BA),行肝肠吻合术(Kasai),术后黄疸缓解不明显。出生后5个月时,并发胆管炎、脓毒血症,经抢救后好转。出生后20个月时行肝门部扩张肝管肠吻合术,术后黄疸缓解不明显。2岁半时于外院行经皮穿肝胆管造影及引流术(PTCD),术后黄疸缓解不明显。

入院检查:T 36.4℃、P 100次/分、RR 20次/分、BP 75/40mmHg。全身皮肤黄染,腹平坦,未见胃肠型及蠕动波,腹式呼吸存在,无腹壁静脉曲张,右上腹可见一5cm手术瘢痕。腹软,肝肋下3cm,质硬,脾肋下4cm,质硬。腹部CT:肝脏形态异常,胆囊未见显示,门脉显示不清,侧支形成,考虑为胆道闭锁,奇静脉及半奇静脉扩张。彩超:门静脉内径4mm,最大流速22cm/s,血流方向离肝;脾大。

入院诊断：①先天性胆道闭锁；②肝硬化，门静脉高压症，脾大；③Kasai术后。

三、主要治疗经过

患儿入院完善相关检查，排外手术禁忌后，在全麻下行活体肝移植术，手术时间近10小时，出血1000mL。术前0.5h给予美罗培南0.25g静脉滴注，并在门静脉开放之前追加一次美罗培南0.25g。术中留置左右腹引各一根，引流通畅。术后返外科监护，予呼吸机辅助呼吸。患儿返回监护室后出现发热，测体温39℃，听诊双肺呼吸音稍粗，无干、湿啰音，心律齐，心音有力，双下肢不肿，伤口敷料干净整齐。抽取血培养，给予物理降温后缓解，床旁胸片提示双肺纹理清晰，透光度减低，右膈下多发小条状高密度影。予禁食、补液，给予美罗培南（0.25g，ivgtt，q8h）联合万古霉素（0.2g，ivgtt，q12h）抗感染治疗，复方甘草酸苷（10mL，ivgtt，qd）和还原型谷胱甘肽（0.6g，ivgtt，qd）保肝、奥美拉唑（10mg，ivgtt，q12h）抑酸、他克莫司（1.5mg，po，q12h）联合甲泼尼龙（10mg，ivgtt，bid）抗排异治疗，并监测他克莫司血药浓度。

术后第9天再次出现发热，体温最高38.5℃，抽取血培养，予冰袋物理降温。伤口敷料干净整齐无渗血。化验结果：他克莫司血药浓度14.2ng/mL，谷丙转氨酶（ALT）31U/L，谷草转氨酶（AST）34U/L，碱性磷酸酶147U/L，总胆红素61.4μmol/L，直接胆红素40.8μmol/L。床旁胸片示双肺纹理增重模糊，可见散在斑片状模糊影，考虑双肺感染。WBC $8.35×10^9$/L，中性粒细胞比74.0%。继续抗感染治疗，同时调整免疫抑制剂用量，降低他克莫司剂量（1mg，po，q12h），糖皮质激素静滴序贯为口服泼尼松片（5mg，po，qd）。

术后第14天，体温38.5℃。血培养回报白色念珠菌，给予伏立康唑（100mg，po，q12h），停用美罗培南、万古霉素。再次降低他克莫司剂量（0.5mg，po，q12h）。

术后第17天，查体基本正常，他克莫司血药浓度大于30ng/mL（远超过靶浓度10ng/mL），ALT 100U/L，AST 127U/L，总胆红素45.4μmol/L，直接胆红素31.4μmol/L。考虑药物相互作用致他克莫司血药浓度过高，引起肝毒性，立即停用他克莫司，继续监测肝肾功能变化。

术后第23天，患儿仍有轻微上呼吸感染症状。查体：T 36.5℃，P 80次/分，BP 95/50mmHg，心律齐，听诊双肺呼吸音清。复查他克莫司血药浓度7.3ng/mL。

ALT 25 U/L，AST 32 U/L，总胆红素 36.3 μmol/L，直接胆红素 23.0 μmol/L，WBC 8.92×10^9/L，中性粒细胞比 50.38%。胸片提示双肺纹理增重，右侧肋膈角稍模糊。患儿重新开始口服免疫抑制剂他克莫司，考虑到前次发生血药浓度高与加用抗真菌药伏立康唑有关，故以 0.5 mg，q12h 起始口服，密切监测血药浓度。

术后第 29 天，患儿一般状况可。查体正常。复查他克莫司血药浓度 4.5 ng/mL，ALT 17 U/L，AST 36 U/L，总胆红素 22.4 μmol/L，直接胆红素 14.6 μmol/L。准予出院，门诊复查继续控制血药浓度。

四、讨论

（一）肝移植围手术期感染因素分析

先天性胆道闭锁是一种肝内外胆管出现阻塞并可导致淤胆性肝硬化而最终发生肝功能衰竭的疾患，是小儿外科领域中最重要的消化外科疾病之一，也是小儿肝移植中最常见的适应证。感染性并发症是导致手术后肝移植患者死亡率增加的主要原因之一，其发生率较高，原因是肝移植患者术前、术中、术后多种危险因素并存，且肝移植手术本身是腹腔复杂手术，手术难度大、耗时长、失血较多，本例患儿年龄小、体质弱、营养差、黄疸重，术前多次入院治疗，使用过多种抗菌药物，术后使用呼吸机，滞留 ICU，留置各种导管，都是感染发生的危险因素。由于肝移植供体极难获得，移植受者一般状况差，处于免疫抑制状态，一旦发生感染，后果严重，给予充分抗感染治疗非常必要。

（二）抗感染治疗方案评价

1. 术后早期抗感染治疗

肝移植术后感染以肠球菌多见，还需覆盖肠道常见菌群及厌氧菌，根据《应用抗菌药物防治外科感染的指导意见（草案）IV》[1]，对于具备危险因素的肝移植受体可给予含酶抑制剂的抗生素如哌拉西林他唑巴坦或四代头孢，预防用药使用时间是术后 3～5 天，本例患儿预防用药使用美罗培南级别偏高，主要是因为患儿既往多次入院治疗，使用过各种广谱抗菌药物，结合患儿病情及手术安排（活体肝移植供体为患儿父亲），考虑患儿术后发生感染尤其是耐药菌感染风险明显增加，供体珍贵，经多学科讨论后决定以美罗培南作为围手术期预防用药起始，根据临床情况降阶梯治疗。

患儿术后出现高热，考虑到该患儿的既往病史和用药史，给予碳青霉烯类药物美罗培南与抗革兰阳性菌的万古霉素联合应用合理，根据患者临床反应调整治疗方案。抗排异治疗是为避免机体对移植器官发生排斥、造成移植物失功能而给予一定的药物以抑制机体免疫反应，移植患者需终身服用。抗排异治疗与抗感染治疗具有矛盾性，免疫抑制不足可导致排异反应发生，而当免疫抑制过度可能导致机体免疫力过低，增加感染发生率，因而在治疗过程中需要掌握二者的平衡，是移植患者抗感染治疗的难点所在。临床药师在该患儿治疗过程中密切监测免疫抑制剂浓度，根据病情进展及时调整药物剂量，保证了治疗的成功。

2.抗真菌治疗药物选择

本例患儿有慢性疾病病史，曾反复多次使用广谱抗菌药物，活体肝移植术后，服用免疫抑制剂，接受各种侵入性操作，术后曾出现胸片纹理增粗，呼吸音粗，抗细菌感染治疗后体温仍波动在38.1～38.5℃之间，血培养结果提示白色念珠菌，考虑为侵袭性肺部真菌感染。根据《儿童侵袭性肺部真菌感染诊治指南（2009版）》[2]，首选氟康唑，但考虑到曲霉菌不能除外，而氟康唑对曲霉菌天然耐药，且文献[3]提示移植患者使用氟康唑则念珠菌耐药率增加，患儿长期用药史提示感染机会大和病情风险高，应慎重选择抗真菌治疗药物。从抗菌谱、蛋白结合率、代谢酶、主要不良反应、药物剂型等几个方面对院内现有抗真菌药物进行比较，同时考虑患儿年龄小，输液多，口服剂型较易接受且安全性更高，最终选择伏立康唑片治疗。根据上述指南，伏立康唑儿童剂量为100 mg，po，q12 h。患儿目前血常规正常，无其他细菌感染指征，为避免不良反应，停用美罗培南、万古霉素。根据文献[4]报道，伏立康唑部分经细胞色素P450 3 A4代谢，可抑制他克莫司的代谢达50%，可能导致他克莫司血药浓度增高，增加不良反应。他克莫司在体内药代动力学呈现非线性表现，其血药浓度与剂量缺乏线性关系，仅能结合血药浓度测定值、生化检查结果进行调整，临床药师建议将他克莫司剂量减量为0.5 mg，po，q12 h。

经过10天抗真菌治疗，患儿一般情况好转，体温、血常规正常。根据指南[2]，患有侵袭性肺部真菌感染的儿童一般在免疫功能低下时发病，给药时间不宜过短，一般为6～12周甚至更长。患儿用药后临床症状基本消失，但一直服用免疫抑制剂，免疫功能受到抑制，抗真菌治疗至少应持续6周。

（三）儿童药代动力学特点及治疗方案调整

肝移植患者术后使用多种药物，患儿年龄较小，为其药物治疗带来一定困难。儿童属特殊人群，其药物治疗具有特殊性，在不同年龄段，药物在组织内的分布、人体对药物的反应可能不同，儿童肝肾功能、中枢神经系统和内分泌系统发育尚不健全，药物在其体内呈现的药动学和药效学与成人有较大差别，儿童对药物耐受性较差，易发生药物不良反应。幼儿时期脂肪含量较成人低，脂溶性药物不能充分与之结合，血浆蛋白结合率低，血浆中游离药物浓度增高，可导致药效增强。幼儿时期尤其是新生儿肝肾功能发育不完全会影响药物代谢排泄，造成毒性增加，在生长发育期由于新陈代谢加快，又可能加速一些药物的代谢。另外，药物的不当应用尤其是抗排异治疗中使用到的糖皮质激素可能影响患儿的生长发育，因此在儿童药物治疗的选择和剂量换算上需要临床药师予以充分关注。

患儿住院期间，尽可能少用药物，使用相对安全的药物和剂型，并严格按照体重换算剂量，监测不良反应，如为避免长期服用大剂量糖皮质激素对患儿生长发育造成影响，使用中效制剂泼尼松，并在病情控制后尽快减量。又如在确保疗效的同时尽量选择口服剂型，减少静脉输液的使用。

（四）药物相互作用

本例患儿为行肝移植入院，围手术期应用多种药物，主要包括：抗排异药、抗感染药、保肝药、肠外营养制剂等，需要临床药师关注各类药物使用的适应证、剂量、疗程、配伍、不良反应、药物相互作用。尤其是患儿服用的免疫抑制剂他克莫司，其口服吸收差，个体差异大，治疗窗窄，不良反应多，主要经细胞色素P450酶代谢，易与药物、食物发生相互作用，需终身服用，临床药师应对其进行重点药学监护。患儿因肺部真菌感染服用三唑类抗真菌药物伏立康唑，与免疫抑制剂他克莫司发生药物相互作用，他克莫司血药浓度显著升高，且出现转氨酶、胆红素升高等药物毒性反应，临床药师积极干预，建议医生立即停用他克莫司，经询问患儿家属未出现震颤、幻觉等其他药物相关不良反应。再次用药时降低起始剂量，密切监测血药浓度，及时调整用量。

为免药物相互作用再次出现，临床药师总结可能影响他克莫司血药浓度的药物清单，供以临床参考；患儿需终身服用免疫抑制剂，对患儿家属进行用药教育非常重要，向患儿家属充分交代服药时间、饮食、其他用药等可能影响他克莫司浓度的各项注意事项：①他克莫司是术后抗排异治疗的关键药物，必须严格控制服药时间，每日固定时间服用，12小时服用1次，避免与其他药物或食物同服。由于他克莫司吸收差、个体差异大、治疗窗窄，需要定期监测血药浓度，患儿应根据医生的要求准时到院抽血，抽血时间应该在当天早晨服药前0～30分钟为宜。②患儿目前体质较弱，服用免疫抑制剂后免疫力低，容易发生感染，出院后可适当锻炼，注意及时增减衣物，避免着凉，避免去人口密集的场所，外出戴好口罩。③日常饮食以清淡为主，适当加强营养，注意避免服用西柚及西柚汁，以免影响他克莫司血药浓度。患儿出院后需要在门诊继续随访，临床药师与临床医师一同出门诊，重点关注药物与食物的相互作用、服药时间、取血时间、血药浓度测定结果及剂量调整。

五、小结

该病例年龄小，一般状况差，病情重，在制定治疗方案时已充分考虑到感染风险、药物剂量与剂型等方面，但治疗过程中仍先后出现真菌感染、药物相互作用、药物肝毒性等问题，患儿住院期间临床药师密切跟踪病情进展，积极参与药物治疗方案的制定、实施与监测，给予充分药学监护，得到治疗团队和患者及家属的充分认可。

参考文献

[1]《应用抗菌药物防治外科感染的指导意见》撰写协作组.应用抗菌药物防治外科感染的指导意见(草案)Ⅳ[J].中国实用外科杂志,2003(9):68-70.

[2]中华医学会儿科学分会呼吸学组,《中华儿科杂志》编辑委员会.儿童侵袭性肺部真菌感染诊治指南(2009版)[J].中华儿科杂志,2009,(2):96-98.

[3]彭雪松,刘岚.640例儿童真菌感染的特征及耐药性分析[J].现代医药卫生,2009,25(22):3365-3367.

[4]雷和平,周宏灏.伏立康唑的药代动力学及其与其他药物间的相互作用[J].实用医学杂志,2008,(11):2011-2013.

（西双版纳州人民医院　谭昀杜熙撰写　李婷婷审修）

案例 ⑬ 全身型幼年特发性关节炎误诊为感染性疾病

一、案例背景知识

幼年特发性关节炎（juvenile idiopathic arthritis, JIA）定义为16岁以前起病，持续6周或6周以上的单关节或多关节炎，并除外其他已知原因的疾病。JIA是一组异质性疾病，分为7个亚型，全身型幼年特发性关节炎（systemic juvenile idiopathic arthritis，sJIA）是JIA中最严重的一种亚型，即旧称的斯蒂尔病。其定义为每日发热（典型的弛张热，每日高峰39℃以上），持续时间超过2周，伴关节炎或关节痛，至少并发以下症状之一：易消散的皮疹、淋巴结大、浆膜炎或肝脾大[1]。JIA无确切的发病率。国外报道发病率约为1.6/10万～23/10万，女孩多于男孩[2]；而国内住院患儿调查发现男孩多于女孩，其中1～3岁幼儿以女孩多见，发病率约为男孩的2倍，而男孩发病高峰年龄为8～10岁[3]。sJIA发病率为3.5/10万～13.9/10万，可发生于任何年龄段，发病高峰年龄为1～5岁，男女性别无差异。国外报道sJIA约占JIA的10%，亚洲国家sJIA占比较大，可高达25%～50%[2-3]。

sJIA临床特征无明显特异性，其临床表现主要是弛张热、时隐时现的皮疹及关节炎，并伴乏力、肝脾淋巴结大，浆膜炎及心、肝、肺、肾等多脏器受累。传统炎症指标WBC、NEU%、CRP、ESR在疾病活动期与合并感染时均会升高。正因该病缺乏特异性临床表现和化验检查，诊断困难，易造成误诊和漏诊[4]。该病通常是排除性诊断，早期正确的诊断对改善该病的预后至关重要，需注意与感染性疾病、血液病及肿瘤性疾病等相鉴别。

二、病例介绍

患者，男，14岁，主因"发热1周，伴四肢酸痛4天"入院。患者入院前一周淋雨后感全身不适，当天下午出现发热，Tmax 40℃，伴畏寒、咽痛，无寒战、咳嗽、咳痰及尿频、尿急等，于私人诊所就诊，查体喉部有"白点"，双侧咽峡部有"疱疹"，考虑化脓性扁桃体炎，予静滴头孢西丁和炎琥宁治疗2天。第3天停炎琥宁，换用利巴韦林和热毒宁静滴，继续使用头孢西丁，体温基本降至正常，咽痛缓解。入我院前4天停止输液，于中医堂就诊，予中药口服（具体不详），入我院前3天晚上开始出现全身疼痛，至我院急诊查血常规，示WBC、

NEU%偏高，予热毒宁静滴。入我院前2天患者再次出现发热，Tmax 40℃，再次到前述诊所静滴头孢西丁治疗2天，入院前1天静注地塞米松后体温恢复正常，其间曾出现左大腿紫红色斑疹，未高出皮面，复查血常规，示WBC、NEU%较前明显升高。入我院当天再次发热，全身疼痛加重，甚至不能行走，遂来我院就诊，以"发热待查"收住我院感染科。

入院查体： T 37.9℃，P 108次/分，RR 21次/分，BP 120/67mmHg，神清，精神可，咽部充血明显，扁桃体不大，双肺呼吸音清，未闻及干、湿啰音，心律齐，心音有力，各瓣膜听诊未闻及杂音，全身皮肤未见皮疹、焦痂、淤斑、淤点，浅表淋巴结未触及肿大，肝脾未触及。四肢肌肉有触痛，肌张力正常。

辅助检查：WBC 24.2×10^9/L，NEU% 89%，ALT、AST及CREA正常。

入院诊断：发热原因待查（感染性发热？多发性肌炎？）

三、主要治疗经过

患者入院后，考虑到细菌感染指标高，予经验性使用头孢他啶抗感染治疗，同时完善相关检查以明确诊断。入院第2天患者仍然发热，Tmax 40℃，伴四肢疼痛，吞咽时咽痛明显，查体咽充血明显，上胸部、颈部、双上肢可见散在淡红色皮疹，压之褪色，右小腿内侧可见一个0.2cm×0.2cm皮损，四肢肌肉触痛。血常规示WBC 15.54×10^9/L，NEU% 84.6%，-CRP 149mg/L，ESR 67mm/h，PCT 0.91ng/mL，铁蛋白524ng/mL，TORCH检查示CMV-IgG抗体升高，心肌酶检测、登革热NS1抗原、类风湿因子、免疫功能、肝肾功能、凝血功能、粪便常规及尿常规未见异常。风湿免疫科会诊：结合患者目前辅助资料，暂不考虑风湿免疫系统疾病。耳鼻喉科会诊：考虑扁桃体炎症状已好转，建议继续目前治疗。临床药师会诊：追问病史，患者诉20天前去野外钓鱼右小腿内侧被虫子咬伤，搔抓后破溃，目前发热原因不明，考虑不排除合并恙虫病可能，建议加用多西环素联合抗感染治疗。入院第5天患者仍有发热，发热间隔时间较前稍延长，Tmax 39℃，仍感咽痛，四肢疼痛较前稍减轻，行走困难，偶有咳嗽，痰少。查体全身未见明显皮疹，双肺呼吸音低，未闻及明显干、湿啰音。复查血常规示WBC 27.66×10^9/L，NEU% 90.7%，hs-CRP 169.4mg/L，PCT 5.98ng/mL。肥达试验、外斐反应、G试验、血培养（需氧+厌氧）、头颅核磁及心脏、泌尿系、腹部超声无异常。抗感染专家会诊，考虑患者目前感染严重，感染灶及病原菌不明确，换用万古霉素、美罗培南联合阿奇霉素抗感染治疗。入院第6天患者仍然发热，复查心脏彩超：三尖瓣少量反流，心包腔少量积液。加用地塞米松抗炎治疗3天。入院第8天，患儿体温高峰较前明显下降，仍感乏力、肌肉疼痛、基本不能下床活动，双肺呼吸音低，未闻及明显干、湿啰音，四肢肌肉有压痛。复查血常规示WBC 27.41×10⁹/L，NEU% 96.6%，PCT 2.62 ng/mL，抗链球菌溶血素O及类风湿因子无异常，9项呼吸道病原体IgM抗体检测阴性。因入院后治疗效果不好，请复旦大学附属华山医院专家进行会诊，诊断主要考虑成人斯蒂尔病，不排外合并感染。为明确诊断转上级医院。追踪病例，患者最终确诊为全身型幼年特发性关节炎（sJIA）。

四、讨论

（一）患者入院时是否有指征使用抗菌药物？如果有，初始抗感染治疗方案是否合理？

《抗菌药物临床应用指导原则（2015年版）》[5]明确规定，诊断为细菌感染者方有指征使用抗菌药物。本例患者入院时发热原因不明，结合诊所查体喉部有"白点"，双侧咽峡部有"疱疹"，入院时查体咽部充血明显，实验室检查示WBC、NEU%明显升高，考虑化脓性扁桃体炎所致发热可能性大，当然不排除合并其他部位感染，因此有指征使用抗菌药物。此类感染常为A族β-溶血性链球菌等G+菌感染，患者院外使用头孢西丁经验抗感染治疗效果不佳，一方面考虑头孢西丁为时间依赖性抗菌药物，一天一次给药方案不适宜，另一方面考虑不排除耐药性G+菌或者合并其他病原菌的可能。但头孢他啶抗菌谱总体来说偏G-杆菌，因此初始抗感染治疗药物品种选择有待商榷。

（二）临床药师会诊为何考虑恙虫病加用多西环素？

恙虫病是由恙虫病东方体引起的急性传染病，临床特征为高热、毒血症、皮疹、焦痂和淋巴结肿大等。云南是恙虫病的主要流行省份之一，西双版纳为典型的热带雨林气候地区，气温高、降水多、植被茂密的自然环境为恙虫病的流行提供了先决条件。患者发病前有野外蚊虫叮咬史，但因为叮咬部位被搔抓后破溃，目前无法观察到典型的焦痂。患者有突发高热、皮疹、全身疼痛等恙虫病表现，因此考虑恙虫病可能，经验性加用多西环素进行治疗。

（三）患者在诊断明确前最后一次抗感染方案调整为三联抗感染是否合理？

最后调整患者抗感染治疗方案为病程第12天。患者发病以来反复高热不退，细菌感染指标进行性升高，考虑化脓性扁桃体炎，不排除恙虫病可能，先后经验性使用头孢西丁、头孢他啶联合多西环素抗感染治疗，但病情无好转。复查WBC 27.66×10^9/L，NEU% 90.7%，hs-CRP 169.4 mg/L，PCT 5.98 ng/mL，此时感染灶仍不明确，疑为脓毒血症，病原菌不明。因此联合使用万古霉素、美罗培南、阿奇霉素广覆盖耐药G+菌、G-菌、支原体、军团菌等，在当时的情况下是合理的。

（四）本案例最终在上级医院确诊为sJIA，我院治疗方向存在偏差，由此给我们带来怎样的思考？

本案例因误诊导致了曲折的误治，sJIA临床表现及实验室检查无特异性，加之医院检测手段有限，早期诊断及与其他疾病鉴别诊断都不易。临床药师参与了患者的整个抗感染治疗过程，在当时诊断不明的情况下，结合患者的症状、体征及辅助检查结果做出的方案调整是合理的。且病例误治过程并非全无用处，疾病最终的诊断是排除性诊断，其中重要一点是排除感染性疾病，误治过程为疾病的确诊提供了有利的参考依据。但回顾整个病例，我们也有许多不足之处：①患者的一些单用感染解释不通的症状未及时深入思考，如时隐时现的皮疹、全身疼痛及腿痛难以行走；②在入院初期分别请了多个科室进行会诊，但因刚入院检查资料不全均未给出建设性意见。本例患者长期反复高热且血常规高，未及时行骨髓穿刺检查，在疾病后期检查资料逐渐完善，经验治疗疗效不好时，未组织多学科会诊发挥MDT治疗团队作用；③抗感染是临床药师的基本功，是我们最熟悉的领域，更容易形成思维定势，导致"一叶障目，不见泰山"的情况，警示我们工作中要拓宽知识面，善于发现细节，不要局限思维，多想想更多的可能性。

五、小结

成功时总结经验，失败时吸取教训，本例因误诊导致的失败的抗感染案例警示临床药师不要陷入惯性思维的泥潭，工作中要注重多学科团队治疗的重要性。

参考文献

[1] Petty RE, Southwood TR, Manners P, et al. International League of Associations for Rheumatology classification of juvenile idiopathic arthritis: second revision, Edmonton, 2001 [J]. Journal of

Rheumatology，2004，31（2）：390-392．

［2］Petty RE, Laxer RM, Lindsley CB, et al. Textbook of pediatric rheumatology［M］. Seventh Edition. Philadelphia：ElsevierInc, 2015：188-274．

［3］胡亚美，江载芳，申昆玲，等.诸福棠实用儿科学［M］.8版.北京：人民卫生出版社，2015：740-748．

［4］Gohar F, Kessel C, Lavric M, et al. Review of biomarkers in systemic juvenile idiopathic arthritis：helpful tools or just playing tricks?［J］. Arthritis Research Therapy, 2016, 18（1）：163．

［5］《抗菌药物临床应用指导原则》修订工作组.抗菌药物临床应用指导原则（2015年版）：国卫办医发〔2015〕43号［S］.北京：国家卫生计生委办公厅，2015．

（西双版纳州人民医院　王丽梅　唐秋元撰写　李婷婷审修）

第三章 药物安全监测精选案例

案例 1 头孢匹胺致重度血小板减少

一、案例背景知识

头孢匹胺为半合成的第三代头孢类抗菌药物，具有广泛的抗菌谱和较强的杀菌力，对革兰阳性菌、阴性菌均有强大的抗菌活力。主要用于敏感菌如大肠埃希菌、克雷伯菌属、肠杆菌属、变形杆菌属、流感嗜血杆菌、不动杆菌、脑膜炎奈瑟菌、淋病奈瑟菌等所致的感染。不良反应有变态反应、胃肠道反应、肝功能异常、维生素 K 和 B 族维生素缺乏，血液系统异常，罕见过敏性休克、伪膜性肠炎。其中血液系统异常包括粒细胞减少、嗜酸细胞增多、贫血、血小板减少。

二、病例介绍

患儿，男，8岁，30 kg，因"腹痛12小时"于2016年3月15日以"急性阑尾炎"收住我院普外科。3月14日门诊查血常规示 WBC 13×10^9/L，NEU% 60.5%，RBC 4.93×10^{12}/L，HGB 136 g/L，PLT 296×10^9/L；凝血功能正常。入院查体：T 37.7℃，P 124次/分，RR 22次/分，BP 99/51 mmHg。一般情况尚可，神清，急性痛苦病容，心肺无特殊。皮肤、黏膜无淤血、淤斑及出血点，腹部平坦，未见胃肠型及蠕动波，腹式呼吸消失，腹壁静脉无曲张。右下腹固定压痛，肌紧张，反跳痛，肝脾未及，肝肾区无叩击痛，肝浊音界存在，移动性浊音阴性。肠鸣音2次/分。CT示阑尾肿胀，阑尾结石；腹部B超示右下腹混合性团块。诊断：急性阑尾炎。

三、主要治疗经过

患儿入院当日在全麻下急诊行阑尾切除术，术后予一级护理、禁食。3月15

日至3月18日予0.9%氯化钠注射液100 mL+头孢匹胺1 g，ivgtt，q12 h（术前0.5～1 h给予1 g）抗感染治疗；小儿复方氨基酸注射液（100 mL，ivgtt，qd），小儿电解质补给注射液（100 mL，ivgtt，qd）。3月15日至3月16日给予5%葡萄糖注射液250 mL+维生素C 1 g+维生素B6 0.1 g+10%氯化钾5 mL，ivgtt，qd，营养支持、维持水和电解质平衡。3月17日复查血常规示WBC 7.97×10⁹/L，LYM% 16.8%，MON% 8.5%，NEU% 74.3%，RBC 4.32×10¹²/L，HGB 124 g/L，PLT 15×10⁹/L。3月18日复查血常规示WBC 4.60×10⁹/L，LYM% 33.3%，MON% 8.8%，NEU% 56.8%，RBC 4.160×10¹²/L，HGB 120 g/L，PLT 3×10⁹/L。患儿无呕血、鼻衄、牙龈出血及血尿等，解黑便1次。查体：T 36.9℃，P 92次/分，RR 22次/分，神清，精神可，皮肤无皮疹、淤点、淤斑，无牙龈出血。患儿病情危重，特发性血小板减少。3月18日为明确诊断及治疗组织了普外科、儿科、临床药学等多学科会诊，考虑患儿既往无血小板减少，术中出血量也少，结合病史、用药史，考虑血小板减少可能与使用头孢匹胺有关，给予停用；改用0.9%氯化钠注射液100 mL+美罗培南0.25 g，ivgtt，q8 h抗感染治疗（3月19日至3月20日）。于3月18日12：15由普外科转入儿科，转科后复查血常规示WBC 6.40×10⁹/L，LYM% 23.9%，MON% 10.0%，NEU% 65.0%，RBC 4.2×10¹²/L，HGB 118 g/L，PLT 1×10⁹/L，为排除实验室误差于院外复查（3月18日16：00）PLT 0×10⁹/L；外周血查细胞形态示：外周血涂片未见异常细胞形态，镜下血小板偶见；PCT 0.31 ng/mL。3月18日晚查四肢皮肤见数枚散在出血点，静脉穿刺部位见淤斑；解黑色便1次，大便潜血试验示阳性（++++）；凝血功能正常，多考虑消化道出血。与家属沟通病情，告知病情危重。3月18日给予输B型血小板1 U，3月18日至3月19日予维生素K₁（10 mg，im，qd）；5%葡萄糖注射液250 mL+酚磺乙胺0.25 g，1次/日静脉滴注。3月18日至3月19日冰0.9%氯化钠10 mL+白眉蛇毒血凝酶1 ku，po，qd；静注人免疫球蛋白（15 g，ivgtt，qd）。3月19日输B型普通冰冻血200 mL。经上述处理后患者病情逐渐好转，3月19日复查血常规示WBC 3.18×10⁹/L，LYM% 25.8%，NEU% 72.0%，HGB 121 g/L，PLT 53×10⁹/L。3月20日大便常规示褐色、软便，潜血试验（+）。3月21日患儿腹部伤口无明显疼痛，无咳嗽、发热、咯血、呕吐、腹泻、便血、黑便等，小便总量400 mL。查体：T 36.3℃，P 86次/分，RR 24次/分。神清，精神可，全身皮肤见散在出血点，较前明显减少，未见新出血点，心肺无异常，腹平软，伤口敷料干燥，无渗血、渗液，神经系统无异常。3月21日复查血常规示WBC 5.98×10⁹/L，

LYM% 46.0%，NEU% 43.2%，HGB 113 g/L，PLT 165×10^9/L，经临床评估病情后给予出院。出院诊断：①药物性血小板减少症；②消化道出血；③急性化脓性阑尾炎。

四、讨论

（一）血小板减少药物相关性分析

患儿诊断（急性阑尾炎）明确，手术指征明确，手术治疗有效，围手术期给予头孢匹胺（1 g，ivgtt，q12 h）抗感染，小儿复方氨基酸注射液、小儿电解质补给注射液、5%葡萄糖注射液、维生素C、维生素B_6营养支持、维持水与电解质平衡等治疗。患儿入院时查PLT正常，3月17日后出现PLT下降至15×10^9/L，继续使用头孢匹胺，3月18日PLT降至0×10^9/L。头孢匹胺药品说明书不良反应项下有致血小板减少、维生素K及B_6缺乏和凝血异常的风险。根据药品不良反应评价标准，患儿出现血小板下降与使用头孢匹胺有合理的时间相关性；不良反应符合该药已知的不良反应类型，停用头孢匹胺后血小板上升、出血停止；其血小板减少排除合并用药及原发病和其他治疗所致，所以本例患儿血小板减少很可能是静滴头孢匹胺所致。

（二）头孢匹胺引起血小板减少可能的机制

头孢匹胺用于临床后不良反应发生率约为3.6%，主要是皮疹、瘙痒等过敏症状，约占1.2%。其次是腹泻、恶心、呕吐等消化道不良反应，个别患者用药后出现神经系统不良反应，少见导致血小板减少[1]。覃为民等报道[2]使用头孢匹胺2 g，2次/日，1日后出现鼻衄，血小板降为0×10^9/L。汤东平[3]报道长期大剂量用药可致凝血功能障碍，血小板减少、凝血酶原时间延长，凝血酶原活力降低等。

头孢匹胺引起血小板减少的机制目前尚不清楚，有研究者认为[4]药源性血小板减少症主要有3种发病机制：免疫性血小板减少症，非免疫性血小板减少症和骨髓抑制性血小板减少症。而大多数药物诱导的血小板减少是药物依赖的抗体所致，这种抗体对药物的结构是特异性的，而且只有在药物存在的情况下通过它们的Fab区与血小板结合。典型情况出现在开始使用新药后1~2周或以前一种药物已经中断使用再次使用单一剂量后突然出现血小板减少症[5]。

（三）药物引起血小板减少的处理

药物诱导的血小板减少不论病因是否确定，均应及时停用可疑药物，症状较轻者一般不需要特别治疗，严重出血者可予糖皮质激素，危及生命者应考虑输入血小板，必要时可选用血浆置换和人血免疫球蛋白输注。该患儿血小板降低极低，停用可疑药物后，予输血小板、血浆、补充维生素K_1、人血免疫球蛋白等对症支持治疗，同时选用结构差异较大的抗菌药物进行抗感染治疗，血小板迅速回升。

五、小结

本案例为罕见的头孢匹胺正常剂量下引起的血小板减少症，临床药师利用专业知识参与会诊，及时对不良反应进行判断和处置，为临床治疗提供专业的用药建议，为临床医师处置同类型案例的提供一定的参考。

参考文献

[1] 何丹.头孢匹胺致血小板减少性紫癜1例的报告[J].医药前沿,2016,(4):149-150.

[2] 覃为民,吴裕光.注射用头孢匹胺致血小板减少1例[J].药物流行病学杂志,2013,22(10):570.

[3] 汤东平.头孢匹胺致婴儿维生素K缺乏2例[J].航天航空医学杂志,2009,20(11):132-132.

[4] 杨九一,顾健.药源性血小板减少症机制研究进展[J].中国医院药学杂志,2013,33(22):1874-1877.

[5] James N George,Richard Haster.药物诱导的血小板减少：发病机制、评价和处理：第51届美国血液年会论文集[C].北京：北京医学会,2010:33-38.

（西双版纳州人民医院 刘海燕撰写 李婷婷审修）

案例 ❷ 头孢哌酮钠舒巴坦钠致凝血功能异常

一、案例背景知识

头孢哌酮钠舒巴坦钠是临床应用较多的 β-内酰胺类/β-内酰胺酶抑制剂复

方制剂，其对大肠埃希菌、克雷伯菌、变形杆菌、伤寒沙门菌、志贺菌、其他肠杆菌科细菌和铜绿假单胞菌均有良好的抗菌作用，因此被广泛应用于呼吸系统、消化系统、泌尿生殖系统的严重感染。其引起的凝血功能障碍，严重时导致肉眼血尿、消化道出血、皮下出血等[1]血液相关的不良反应越来越得到临床重视。

二、病例介绍

患者，男性，55岁，主因"车祸致头部外伤5小时"于2019年8月3日入院。既往高血压病史14年，血压最高180/100mmHg，规律服用厄贝沙坦片和苯磺酸氨氯地平片控制血压，血压控制可；有糖尿病病史19年，胰岛素控制血糖，控制效果不佳；2018年8月发现肾功能不全；2016年和2017年因眼底出血行手术治疗，既往无出血史，无血液系统疾病或肝病史，无抗凝药物或抗血小板药物的用药史。查体：生命体征正常，神志朦胧，查体不配合，双侧瞳孔等大，对光反射迟钝，四肢肌力Ⅴ级。入院诊断：①闭合性颅脑损伤重型；②局灶性大脑挫伤伴出血（双额及左颞叶）；③创伤性蛛网膜下腔出血；④创伤性硬脑下血肿（右额颞顶）；⑤颅骨骨折（右额颞顶骨折）；⑥头皮血肿（右额颞）；⑦慢性肾功能不全；⑧高血压3级；⑨糖尿病；⑩低钠血症。

三、主要治疗经过

入院后相关检查：血常规示 WBC 14.76×10^9/L，NEU% 92.7%，PLT 202×10^9/L；尿常规、凝血功能及肝功能均无明显异常。患者因颅内损伤合并肾功能不全（CREA 411.6μmol/L）于入院后第3日转入ICU，呼吸机辅助呼吸，予脱水降颅压、护胃、保证肾脏灌注等治疗。8月10日至8月28日因肺部感染，先后使用头孢他啶（1g，ivgtt，qd）、美罗培南（1g，ivgtt，q12h）和利奈唑胺（0.6g，ivgtt，q12h）抗感染治疗，肺部感染好转给予停用抗菌药物。8月29日至9月30日患者病情平稳，未使用抗菌药物。

10月1日起患者肌酐进行性升高，每小时尿量10～15mL，周身水肿明显，10月8日患者CREA 407.7μmol/L，胸片提示肺水肿，立即给予连续肾脏替代（CRRT）治疗。患者出现高热（Tmax 39.5℃）、寒战，血常规示 WBC 8.63×10^9/L，NEU% 74.9%，PLT 293×10^9/L；PCT 0.4ng/mL。右颈内静脉置管留置26日，考虑导管相关血行感染可能，更换深静脉导管，行导管尖端和血培养（需氧瓶、厌氧瓶各两套），予利奈唑胺（0.6g，ivgtt，q12h）静滴抗感染治疗。10月15日患者体温波动，双肺呼吸音低，闻及少量湿啰音。血常规示WBC 9.54×10^9/L，NEU% 73.4%，双肺呼吸音低，闻及少量湿啰音，痰培养回报铜绿假单胞菌，血培养和导管尖端均回报头状葡萄球菌，加用美罗培南（1g，ivgtt，q12h）。10月19日患者高热，Tmax 39.9℃，血常规示WBC 10.45×10^9/L，NEU% 65.3%，PLT 109×10^9/L；PCT 23.91ng/mL。目前患者血小板下降，予停用利奈唑胺，换用替考拉宁（前3剂400mg，ivgtt，q12h，维持剂量（400mg，ivgtt，qd），复查血培养。10月22日患者体温波动，血常规示WBC 9.07×10^9/L，NEU% 75.4%；PCT 14.8ng/mL，胸片提示双肺渗出病变较前明显吸收；血培养回报嗜麦芽假单胞菌，复方磺胺敏感，停用美罗培南。10月25日加用联磺甲氧苄啶（2片，q12h，鼻饲）抗感染治疗。10月26日患者仍发热，Tmax 38.4℃，血常规示WBC 21.45×10^9/L，NEU% 86.9%；PLT 99×10^9/L，PCT>100ng/mL，CREA 172.4μmol/L；凝血功能示PT 12s，APTT 31.9s，TT 13.8s，INR 1.09，Fbg 4.21g/L，停用联磺甲氧苄啶，换头孢哌酮钠舒巴坦钠（3g，ivgtt，q12h），继续使用替考拉宁（400mg，ivgtt，qd）抗感染治疗，并复查血培养。10月28日患者体温，血常规呈下降趋势，血培养回报肺炎克雷伯杆菌（ESBLs-），停用替考拉宁，继续使用头孢哌酮钠舒巴坦钠抗感染治疗。11月4日复查凝血功能示PT 111.9s，APTT 76.3s，TT 16.8s，INR 10.17，Fbg 5.97g/L，患者凝血功能严重障碍，11月5日患者昏迷，头颅CT示脑出血，大便潜血（+），气道少量出血。临床药师考虑可能为头孢哌酮钠舒巴坦钠引起的凝血功能障碍导致出血，患者目前体温正常，感染指标下降，建议停用头孢哌酮钠舒巴坦钠，同时给予维生素K_1注射液（10mg，im，qd），予新鲜血浆改善凝血功能，医师采纳。11月8日复查凝血功能示PT 16.2s，APTT 39.1s，TT 15.8s，INR 1.47，Fbg 6.93g/L。11月9日患者出院，转入当地医院继续康复治疗。

四、讨论

（一）头孢哌酮钠舒巴坦钠致凝血功能障碍关联性评价

根据《药品不良反应报告和监测管理办法》对ADR的判断标准，结合患者具体情况，临床药师对头孢哌酮钠舒巴坦钠引起患者凝血功能障碍的不良反应的关联性分析如下：①10月26日开始使用头孢哌酮钠舒巴坦钠，10天后患者凝血功能指标出现异常，存在合理的时间相关性；②该药说明书中有引起"凝血障碍"的不良反应；③患者停药后，加用维生素K_1治疗3天后凝血功能基本恢复正常。④患者既往无血液系统疾病及肝病史，入院血小板、凝血功能、肝功能正常，使用头孢哌酮钠舒巴坦钠前患者凝血功能无异常。由此判断，此患者凝血功能障碍可能与头孢哌酮钠舒巴坦钠有关。

（二）头孢哌酮钠舒巴坦钠引起凝血功能障碍原因分析

文献报道[2]，目前公认的头孢哌酮钠舒巴坦钠引起的凝血功能障碍的机制可能是：① 头孢哌酮分子结构中的 N - 甲基硫代四氮唑侧链可在肝脏代谢成二聚体，干扰谷氨酸的代谢，致凝血酶原生成减少，是引起凝血功能异常的主要原因；② 头孢哌酮大部分以原型通过胆道排入肠内，肠杆菌受到抑制可直接导致维生素 K 的生成减少，影响维生素 K 相关凝血因子的合成，引起凝血机制异常导致出血；③ 第三代头孢菌素类药物成为免疫介导物及半抗原形式破坏血小板，引起血小板数量减少和功能下降，影响凝血机制等。

头孢哌酮钠舒巴坦钠是第三代头孢类广谱抗菌药物，其经肝脏代谢后由胆道及肾脏双通路排泄。其中约 84% 的舒巴坦和 25% 的头孢哌酮经肾脏排泄，其余的头孢哌酮大部分经胆汁排泄[3]。有研究表明[4]，用药剂量过大（>6 g/d）、疗程较长（>5天）、高龄（>60岁）、肝肾功能不全、营养不良及联合用药等可能是头孢哌酮钠舒巴坦钠致凝血功能异常的高危因素。本例患者一方面入 ICU 时间较长，留置胃管，肠内营养治疗，肠道功能受限，影响维生素 K 的合成和吸收，且长期应用抗菌药物导致维生素 K 合成不足；另一方面患者合并慢性肾功能不全使药物的血清半衰期延长，且使用头孢哌酮钠舒巴坦钠（每日 6 g）共 10 天，从而导致该患者使用头孢哌酮钠舒巴坦钠出现凝血功能异常。

（三）头孢哌酮钠舒巴坦钠的药学监护及出现凝血功能障碍的治疗

有文献报道[5]，头孢哌酮钠舒巴坦钠诱发的凝血功能异常多出现在使用药物常规剂量 3 ～12 天。因此，在使用头孢哌酮钠舒巴坦钠治疗过程中，对于高危患者应密切监测其凝血功能，应在用药 3～5 天时复查凝血功能，尤其应注意 PT、APTT 的变化。同时密切观察患者皮肤、黏膜及大小便颜色变化，如果出现 PT、APTT 明显延长或者出血症状应及时停用药物并补充维生素 K_1，严重出血患者必要时可输注新鲜血浆及凝血因子。对于出现 PT、APTT 轻度延长但需要继续使用该药的患者，可以预防性应用维生素 K_1 以减少凝血功能异常的发生。应用头孢哌酮钠舒巴坦钠的患者在感染控制后要及时调整抗菌药物种类，避免长时间应用；若患者必须长时间应用，则要酌情补充维生素 K_1，防止应用头孢哌酮钠舒巴坦钠治疗过程中出现凝血功能异常导致脏器出血，甚至危及生命的医源性损害的发生[3]。该患者使用头孢哌酮钠舒巴坦钠后出现严重凝血功能障碍，及时停用药物，并给予维生素K$_1$和新鲜血浆，3天后患者凝血功能改善。

五、小结

本案例为创伤性脑出血患者合并导管相关性血流感染，使用头孢哌酮钠舒巴坦钠后出现严重凝血功能障碍致出血，临床药师结合患者病情及用药史，查阅文献，分析患者严重凝血功能障碍的原因，提出停用头孢哌酮钠舒巴坦钠，补充维生素K$_1$，输注新鲜血浆的建议，医师采纳后患者凝血功能好转。临床药师通过参与临床救治，及时对药物不良反应做出正确判断及处置，保证了患者用药安全。

参考文献

[1] 王钰莹，于建海，段京莉.头孢哌酮钠舒巴坦钠引起凝血功能异常的影响因素分析研究[J].中国全科医学，2020，23（S1）：138-140.

[2] 陈良，李冬洁.临床药师参与处置头孢哌酮钠舒巴坦钠致术后出血的病例分析[J].中南药学，2017，15（11）：1615-1617.

[3] 张寒钰，吴迪，王国兴，等.头孢哌酮/舒巴坦钠引起凝血功能异常的因素分析[J].中国病案，2019，20（6）：81-84.

[4] 曹凯，卢鸽.注射用头孢哌酮钠舒巴坦钠致凝血功能障碍1例[J].中国药物警戒，2017，14（3）：191-192.

[5] 刘婧，肖频.头孢哌酮/舒巴坦致凝血功能异常1例[J].武警医学，2016，27（10）：1037-1039.

（西双版纳州人民医院　王美华撰写　李婷婷审修）

案例 ❸ 奥美拉唑联合青霉素及丁二磺酸腺苷蛋氨酸致精神异常

一、案例背景知识

青霉素为β-内酰胺类抗生素，主要用于敏感细菌如溶血性链球菌、肺炎链球菌、炭疽杆菌、破伤风杆菌、气性坏疽杆菌、梅毒螺旋体、白喉杆菌等所致的感染，常见的不良反应为过敏反应，严重的可发生过敏性休克，剂量过大可引起青霉素脑病。奥美拉唑为质子泵抑制剂，抑制胃酸分泌，主要用于十二指肠溃疡、胃溃疡、反流性食管炎及胃泌素瘤的治疗，也可以预防胃应激性出血；常见不良反应包括头痛、腹痛、便秘、腹泻、胃肠胀气和恶心、呕吐，罕见引起激动、意识模糊、抑郁、攻击、幻觉等精神异常。丁二磺酸腺苷蛋氨酸用于肝硬化前和肝硬化所致肝内胆汁淤积，对敏感的个体，偶可引起昼夜节律紊乱，抑郁症患者使用可增加自杀风险。

二、病例介绍

患者，男性，28岁，2014年6月26日不慎被酒精烧伤腹部、背部，当即感疼痛不适，在当地医院行烧伤膏涂创面处理。6月27日转入我院烧伤科进一步治疗。入院查体：T 36.5℃，P 92次/分，RR 20次/分，BP 110/80 mmHg。表情痛苦，急性病容，神志清楚，对答切题，有少量嗜酒史，无药物过敏史。余无特殊。腹部、背部15%浅Ⅱ-深Ⅱ度烧伤。诊断：腹部、背部15%浅Ⅱ-深Ⅱ度烧伤。入院后给予清创、抗感染、补液、维持电解质平衡等综合治疗。

三、主要治疗经过

2014年6月27日起给予5%葡萄糖注射液250 mL+青霉素640万单位，ivgtt，q12h，抗感染；0.9%氯化钠注射液100 mL+奥美拉唑40 mg，ivgtt，qd抑酸，5%葡萄糖注射液250 mL+丁二磺酸腺苷蛋氨酸1.5 g，ivgtt，qd。6月29日17：10患者出现意识不清，胡言乱语，目露凶光，行为异常，躁动等精神异常行为。给予地西泮（10 mg，im），患者上述症状无好转。6月29日22：51给予异丙嗪（25 mg，im），氯丙嗪（50 mg，im）镇静，将患者四肢用绳子固定于床架。头颅CT平扫未见异常；急诊血常规示WBC 14.14×10^9/L，NEU% 81.5%，PLT 74×10^9/L。凝血功能示PT 23.8 s、PTR 2.07、APTT 36.6 s。生化及电解质检查示AST 131 U，γ-GGT 439 U/L，Na^+ 132.1 mmol/L，Cl^- 94.7 mmol/L、CK 1345 U/L。6月30日，为明确诊断及治疗，组织了神经内科、临床药学等多学科会诊。临床药师考虑患者既往无精神行为异常，结合病史、用药史，出现的精神行为异常可能与应激有关，不排除药物引起，建议停用可疑药物。7月1日停用奥美拉唑、丁二磺酸腺苷蛋氨酸及青霉素，换用0.9%氯化钠注射液100 mL+头孢他啶2 g，ivgtt，q12h抗感染及维持内环境稳定。7月2日患者精神异常行为减轻，至7月4日症状完全消失。

四、讨论

（一）精神异常与药物的相关性分析

患者既往身体健康，有少量饮酒史，无精神病史。用药前对答切题，无精神异常。给予奥美拉唑、青霉素及丁二磺酸腺苷蛋氨酸3天出现精神异常，镇静药物难以控制，停用上述药物后患者症状逐渐好转至消失。依据药物不良反应判断标准不排除上述3种药物所致。

患者出现精神异常反应是在使用奥美拉唑、青霉素、丁二磺酸腺苷蛋氨酸后，有合理时间相关性；奥美拉唑是质子泵抑制剂，能阻断胃酸分泌，使胃黏膜修复。近年来该药引起罕见的精神系统损害报道也较多[1-3]，主要表现为烦躁、谵妄、精神错乱、幻觉和攻击行为。停药后症状逐渐消失，都为可逆性，机制不明，推测可能与该药可以通过血脑屏障有关[4]。丁二磺酸腺苷蛋氨酸主要用于治疗肝硬化前和肝硬化所致肝内胆汁淤积，也用于治疗妊娠期肝内胆汁淤积，对本品特别敏感的个体，偶可引起睡眠节律改变[5]，药品说明书中注意事项"抑郁症患者使用本品出现自杀意识、观念或行为"者极为罕见。大剂量青霉素可致青霉素脑病。

本例患者出现精神异常时给予地西泮、异丙嗪、氯丙嗪进行治疗，但精神异常症状无改善；停用上述奥美拉唑、青霉素及丁二磺酸腺苷蛋氨酸3种可疑药物后症状控制；患者既往无精神病史，也排除脑部疾患引起的精神异常，出现的精神异常不能用患者病情的进展、其他治疗的影响来解释。依据药品不良反应判断标准，患者出现的精神异常很可能与使用上述3种药物有关，联用后加重精神异常发生风险。

（二）不合理用药的分析

本案例存在不合理使用药物情况：①患者无适应证使用丁二磺酸腺苷蛋氨酸；②青霉素选用5%葡萄糖注射液作为溶媒，可因pH偏低导致青霉素降解，应选用生理盐水作为溶媒；③忽视了地西泮与奥美拉唑的相互作用，根据文献报道[6]，奥美拉唑可使受试者的地西泮清除率降低20%左右。本例患者出现时精神症状时静注给予地西泮常规剂量10 mg镇静，但症状控制不佳，可能与使用了奥美拉唑有关，联用时应加大地西泮的剂量。

五、小结

本案例为一例药物引起的精神异常，当患者出现的一些症状不能用患者本身疾病及其他治疗来解释而怀疑药物所致时，应首先停用可疑药物。本案例也提醒临床医生在选用药物时应严格掌握适应证，同时要考虑药物的相互作用，安全、有效、经济、合理地使用药物。

📖 参考文献

[1] 邓秀娟，谭宇军，蒋慧倩.奥美拉唑引起罕见药品不良反应−可逆性精神错乱1例报道[J].中国医药导报，2010，7（1）：133.

[2] 贾勤惠，宁红霞，李芳.奥美拉唑致精神异常[J].药物不良反应杂志，2009，12（6）：427.

[3] 黄海诗.静滴洛赛克致严重精神异常1例[J].山东医药，2003，43（34）：25.

[4] 王子娟，张弋.奥美拉唑的不良反应[J].世界华人消化杂志，2014，22（6）：842−845.

[5] 陈新谦，金有豫，汤光.新编药物学[M].17版.北京：人民卫生出版社，2011：517−517.

[6] 邹检名，黄畅.奥美拉唑所致不良反应及与其他药物相互作用特点分析[J].中国医药科学，2012，2（16）：69−72.

（西双版纳州人民医院　刘海燕　龙海燕撰写　李婷婷审修）

案例 ④ 万古霉素联合甘露醇致急性肾损伤

一、案例背景知识

万古霉素为糖肽类抗感染药物，其对革兰氏阳性菌具有强大的抗菌活性和高度敏感性，目前该药仍然是治疗耐甲氧西林金黄色葡萄球菌（MRSA）感染的一线用药[1]，肾毒性是其常见不良反应之一。甘露醇是目前临床常用的降颅压药物，其在临床应用中的不良反应越来越引人注意，如使用甘露醇进行脱水存在反跳现象，可致心功能不全，具有潜在的肾毒性，反复给药可导致急性肾功能衰竭、电解质紊乱，以及增加患者的病死率[2]。对于神经外科术后颅内感染病人，有时需联合使用万古霉素和甘露醇，因此增加了急性肾损伤（AKI）的风险。

二、病例介绍

患者，女性，65岁，体重65kg。因"垂体瘤术后两年，复发半年"，以"垂体瘤复发"于2019年10月7日入院。入院查体：T 36.4℃，P 74次/分，RR 18次/分，BP 128/95mmHg。血常规示WBC 18.66×10^9/L，NEU% 64.2%，HGB 153g/L，PLT 308×10^9/L，凝血功能、肝肾功未见异常。入院诊断：①复发巨大侵袭性垂体腺瘤；②垂体腺瘤。既往体健，无肝肾病史。

三、主要治疗经过

入院后立即行右侧脑室额角穿刺引流术，术后转入ICU，预防性应用头孢呋辛钠（1.5g，ivgtt，q8h）抗感染，甘露醇（25g，ivgtt，q8h）降低颅内压。第4日患者间断发热，血常规示WBC 18.58×10^9/L，NEU% 87.1%；PCT<0.1ng/mL；改用头孢他啶（2g，ivgtt，q12h）抗感染治疗。第5日脑脊液生化示血糖4mmol/L，蛋白108.37mg/dL，氯化物143mmol/L，乳酸6.1mmol/L。脑脊液常规示血色样，潘氏试验（++），细胞总数29818/μL，白细胞数918/μL，多核比例为93.1%，不除外颅内感染可能，给予万古霉素（1g，ivgtt，q12h）和美罗培南（2g，ivgtt，q8h）抗感染。第6日患者发热，Tmax 38℃，血常规示WBC 19.65×10^9/L，NEU% 85.1%，调整万古霉素（1g，ivgtt，q8h）。第8日万古霉素血药浓度为27.34μg/mL，第9日复查万古霉素血药浓度为46.46μg/mL，CREA 85.3μmol/L，减少万古霉素给药剂量（1g，ivgtt，q12h）。第10日行经鼻内镜下颅底肿物切除术，术后继续使用甘露醇（25g，ivgtt，q8h）降低颅内压。第12日患者发热，体温最高38℃，万古霉素血药浓度34.58μg/mL，CREA升高至121.4μmol/L，继续调整万古霉素给药剂量（0.5g，ivgtt，q8h），因颅内压高，给予增加甘露醇剂量（50g，ivgtt，q8h）。第13日，患者CREA为219.6μmol/L，停用甘露醇，改用甘油果糖（250mL，ivgtt，q8h）降颅内压。第14日，患者CREA 247.5μmol/L，BUN 19.3mmol/L，尿量减少，高钠、高氯，临床药师结合患者住院期间肝肾功能、电解质以及万古霉素血药浓度指标（见表1），考虑目前患者急性肾损伤可能与使用甘露醇、万古霉素有关，已停用甘露醇，建议停用万古霉素，改用利奈唑胺（600mg，ivgtt，q12h），同时由于感染好转，停用美罗培南。第16日，患者CREA 223.3μmol/L，BUN 18.8mmol/L，少尿，补液后利尿无尿量增多，考虑给予连续肾脏替代治疗（continuous renal replacement therapy，CRRT），但家属要求

出院回当地医院继续治疗。

表3-4-1　患者住院期间肝肾功能、电解质与万古霉素血药浓度检查结果

住院时间	CREA（μmol/L）	BUN mmol/L	肝功能（U/L）		电解质（mmol/L）		$c_{万古霉素}$（μg/mL）
			ALT	AST	Na⁺	Cl⁻	
第1日	51.9	5.3	50.4	37.2	144.5	108.8	/
第4日	68.3	4.9	/	/	157.6	121.1	/
第5日	62.8	6.6	/	/	154.2	119.6	/
第8日	60.3	7.9	485.3	122.5	146	109.0	27.34
第9日	85.3	7.3	/	/	152.8	119.4	46.46
第12日	121.4	9.7	213	44	160	120.0	34.58
第13日	219.6	14.8	302	339	164.6	136.1	/
第14日	247.5	19.3	/	/	170.6	142.7	/
第16日	223.3	18.8	392.6	225.2	145.9	103.3	/

四、讨论

（一）患者急性肾损伤（AKI）原因分析

根据患者病史、用药史以及CREA变化情况，参照不良反应因果判断方法：①该患者使用甘露醇和万古霉素前CREA正常，甘露醇用药11日，联合万古霉素用药7日时CREA升高，联合用药8日时CREA明显升高，存在合理的时间相关性；②甘露醇和万古霉素说明书均有记载不良反应AKI，符合已知的不良反应类型；③停用甘露醇和万古霉素2日，CREA逐渐下降，符合停药反应减轻或消失；④未再使用甘露醇和万古霉素；⑤患者第4日出现高钠血症。为降低颅内高压，使用甘露醇并限制补液，故患者血钠会出现异常升高。有研究表明，入住ICU期间并发AKI的患者，其血钠水平明显高于未出现AKI的患者，且分析AKI的独立影响因素，可知出现高钠血症的患者，并发AKI的可能性明显提升[3]。此患者发生AKI不能排除与高钠血症有一定关系。故分析患者出现AKI与甘露醇、万古霉素关联性判断为"可能"。

（二）患者使用甘露醇和万古霉素导致AKI危险因素分析

据报道，甘露醇的急性肾损伤作用与剂量有关，每日剂量≥200g或累积剂量>1100g时发生AKI的风险较高[4]。而万古霉素导致肾损伤相关的危险因素与万古霉素暴露量、是否合并使用肾毒性药物以及患者生理、病理状态有关。万古霉素暴露量影响因素包括负荷剂量、每日剂量、血药谷浓度、用药疗程[5]。万古霉素常规用药剂量（15～20mg/kg）导致肾功能损害少见，临床每日用量超过4g会导致肾功能损害增加[5]。药物血药浓度监测可以评价万古霉素有效性和安全性，2011年美国IDSA指南[6]推荐：对于严重的肺部、血流及骨关节等部位的感染以及脑膜炎、心内膜炎，万古霉素血药谷浓度目标值为15～20μg/mL。此后有大量文献报道，万古霉素血药谷浓度>15μg/mL是AKI发生的独立危险因素[6]。万古霉素疗程与AKI发生率的相关性尚有争议，有研究认为两者并无明显相关性，但也有研究发现，万古霉素的使用疗程≥7日或≥14日致AKI的发生率均有升高。还有研究认为使用万古霉素后第6～7日的AKI发生率最高[7]。在合并用药方面，氨基糖苷类、利尿药、抗真菌药、血管紧张素转换酶抑制剂（angiotensin converting enzyme inhibitor，ACEI）或血管紧张素Ⅱ受体阻滞剂（angiotensin Ⅱ receptor blocker，ARB），以及免疫抑制剂等是危险因素。此外，低体重、肾脏基础疾病、高龄等因素可能增加万古霉素肾毒性风险[5]。

本案例患者为65岁老年女性，体重65kg，颅内肿瘤术后予甘露醇脱水治疗，此时CREA正常，第5日患者颅内感染，加用万古霉素（1g，q12h），用量在常规用药剂量（15～20mg/kg）内。用药第2日因为感染控制不佳，增加万古霉素剂量（1g，q8h）。该患者万古霉素共使用10日，血药浓度过高，未及时给予停药或调整剂量不合理，联合使用肾毒性药物甘露醇7日，且合并高钠血症，进一步加重肾损伤，最后发展成少尿型AKI。

五、小结

回顾性分析本案例，由于未及时评估老年患者出现肾功能损伤的风险，同时使用万古霉素联合甘露醇，且未正确地调整万古霉素剂量，最终导致患者发生AKI。因此，临床在对特殊人群使用万古霉素应该更加谨慎，常规开展治疗药物监测（TDM），根据肌酐清除率及血药浓度及时调整给药剂量，避免同时使用肾毒性药物，实施个体化给药。除此之外，应动态监测患者肾功能，警惕发生AKI。

参考文献

[1]何娜,苏珊,翟所迪,等.《中国万古霉素治疗药物监测指南(2020更新版)》解读[J].临床药物治疗杂志,2021,19(1):12-16.

[2]叶芸豪.不同降颅压药物组合治疗重型颅脑损伤所致颅内高压的效果及其对肾功能电解质影响[D].百色:右江民族医学院,2018.

[3]Lin S Y,Tang S C,Tsai L K,et al. Incidence and Risk Factors for Acute Kidney Injury Following Mannitol Infusion in Patients With Acute Stroke:A Retrospective Cohort Study[J]. Medicine(Baltimore),2015,94(47):e2032.

[4]葛玉元,张旸,余万.神经外科重症患者高钠血症与急性肾损伤的关系[J].江苏医药,2016,42(10):1128-1130.

[5]叶念.临床药师参与万古霉素相关急性肾损伤患者诊治的药学监护[J].西南军医,2019,21(6):558-560+545.

[6]Liu C,Bayer A,Cosgrove S E,et al. Clinical practice guidelines by the infectious diseases society of America for the treatment of methicillin-resistant Staphylococcus aureus infections in adults and children[J]. Clin Infect Dis,2011,52(3):e18-e55.

[7]李薇,尹娜,江灏,等.1例万古霉素致急性肾损伤老年患者行血浆置换术的用药分析和药学监护[J].中国药房,2018,29(19):2704-2708.

（西双版纳州人民医院　王美华撰写　李婷婷审修）

案例 5 抗生素相关性腹泻

一、案例背景知识

抗生素相关性腹泻（antibiotic associated diarrhea，AAD)是指与抗生素应用有关的,以肠道菌群紊乱为特征的一种临床综合征。据文献报道,AAD 的发生率为 5%~35%[1]。该病与多种因素有关:抗生素种类、剂量、给药途径,患者年龄、健康状况及是否暴露在致病菌环境中。目前研究认为 AAD 发病机制主要为菌群失调。正常情况下,肠道内菌群维持相对稳态,可保护宿主免受病原体侵害。使用抗生素之后,拟杆菌等原籍菌被抑制或杀灭,肠道失去正常防御机制,导致条件致病菌过度繁殖，从而引起腹泻，其常见致病菌为艰难梭菌、产气荚膜梭菌、产酸克雷伯菌、金黄色葡萄球菌、念珠菌等[2]。ICU患者基础疾病多、免疫力低下、侵袭性操作多，大多长期联合应用广谱抗菌药物，AAD发生率更高。本文通过临床药师对1例头颅术后患者抗感染治疗过程中发生AAD的治疗实践，总结AAD的发病机制与治疗方法。

二、病例介绍

患者，女，72岁，主因"发现颅内占位5.5个月"于2019年6月14日入院。既往有类风湿、干燥综合征40年，长期糖皮质激素治疗（甲泼尼龙片3mg，po，qd）；高血压、糖尿病病史多年，膝关节术后多年。既往服用奥美沙坦酯片（20mg，qd）、来氟米特片（20mg，qd）、卡维地洛片（12.5mg，qd）。入院诊断：①颅内占位性病变（左侧小脑幕脑膜瘤）；②高血压；③糖尿病；④类风湿性关节炎；⑤上颌窦囊肿（双上颌窦及额窦囊肿）。入院立即行小脑幕脑膜瘤切除术，第2日行颅内血肿清除术＋去骨瓣减压术后转入ICU。入ICU第1日患者神志昏迷，GCS评分为6分，保留经口气管插管，持续T管湿化吸氧。

查体：T 36.9℃，P 103次/分，RR 23次/分，BP 149/76mmHg。辅助检查：血常规示WBC 18.97×10^9/L，NEU% 81.4%，HGB 71g/L，PLT 192×10^9/L；ALB 25g/L，肝肾功能、凝血功能未见异常。MRI平扫及增强提示左枕占位，小脑幕脑膜瘤较前明显增大；脑内散在斑片状脱髓鞘改变；双侧上颌右侧额窦囊肿。

三、主要治疗经过

患者入ICU第1日血常规提示WBC、NEU%高，使用头孢他啶（2g，ivgtt，q8h）抗感染，补充人血白蛋白（20g，ivgtt，qd），甘露醇（125mL，ivgtt，q6h）降低颅内压，奥美拉唑（40mg，ivgtt，q12h）抑酸。第6日患者体温最高39℃，血常规示WBC 19.79×10^9/L，NEU% 96.1%，HGB 110g/L，PLT 119×10^9/L。胸片示右下肺感染。脑脊液常规示血色样，潘氏试验（++），细胞总数760 854/μL，白细胞4854/μL，多核比例94.0%。脑脊液生化示葡萄糖4.02mmol/L，蛋白3264.3mg/dL，氯化物122mmol/L，乳酸18.6mmol/L。脑脊液常规和生化提示颅内感染可能，停用头孢他啶，经验性给予万古霉素（0.5g，ivgtt，q8h）＋美罗培南（1g，ivgtt，q8h）抗感染治疗。

第8日患者出现腹泻3次，稀便，量不多，体温正常，血常规示WBC

$10.45 \times 10^9/L$，NEU% 86.1%，HGB 112 g/L，PLT $55 \times 10^9/L$。大便常规示潜血阳性，黄色稀便。医师给予口服地衣芽孢杆菌肠溶胶囊和双歧杆菌三联活菌胶囊调节菌群，蒙脱石散止泻，加用肠内营养乳剂（TPF-D）（500 mL，鼻饲，bid）联合肠外营养。第9～10日，患者腹泻次数增加，为4～5次/日，稀便。第11日患者腹泻6次，稀水便，体温正常；血常规示WBC $22.05 \times 10^9/L$，NEU% 93.9%；大便常规示潜血阳性，黄褐色稀便；大便涂片示球杆比为10:1，未检出真菌。由于患者营养状况差，医师增加TPF-D（500 mL，鼻饲，tid），继续肠外营养。第13天，患者腹泻约8次/天，稀水便，胃液潜血阳性。血常规示WBC $32.01 \times 10^9/L$，NEU% 93.9%，HGB 72 g/L，PLT $39 \times 10^9/L$，考虑应激性溃疡致消化道出血可能，暂停TPF-D，给予输血小板、红细胞各2单位，加用奥美拉唑、凝血酶、硫糖铝等对症支持治疗。第14日患者神志恢复，脑脊液常规和生化提示颅内感染好转，患者腹泻10次，稀水便，血常规示WBC $31.2 \times 10^9/L$，NEU% 90.5%，HGB 79 g/L，PLT $88 \times 10^9/L$；大便常规潜血阳性，大便培养未见异常。临床药师考虑抗生素相关性腹泻可能，建议停用美罗培南，调整万古霉素的给药方案（125 mg，鼻饲，q6h），医师采纳意见。第15日，患者腹泻5次，血常规示WBC $18.9 \times 10^9/L$，NEU% 91.1%，HGB 83 g/L，PLT $60 \times 10^9/L$，加用TPF-D（500 mL，鼻饲，qd）。第17日患者腹泻2次，黄色稀便，血常规示WBC $10.54 \times 10^9/L$，NEU% 86.8%，HGB 66 g/L，PLT $96 \times 10^9/L$；大便常规示潜血阳性，黄色稀便。第19日患者腹泻2次，黄色稀便；第21日患者未再腹泻，停用万古霉素，继续使用微生态制剂调节菌群。第24日患者大便1次，大便常规示黄褐色软便；体温正常，血常规示WBC $7.69 \times 10^9/L$，NEU% 67.6%；脑脊液生化和常规未见异常，患者生命体征基本稳定，由ICU转入普通病房继续治疗。

四、讨论

（一）头孢他啶、美罗培南致抗生素相关性腹泻的关联性分析

患者入院先后使用头孢他啶、美罗培南抗感染治疗，第8日出现腹泻，大便次数逐日增加，平均6～10次/日，稀水样便，大便常规未见白细胞，大便球杆比失调提示菌群失调，大便培养未检出致病菌，血常规提示WBC$>15 \times 10^9/L$，结合患者临床症状不排外艰难梭菌所致抗生素相关性腹泻，因该菌为厌氧菌，常规培养难以检出，给治疗带来一定困难。按照AAD治疗原则，予停用美罗培南，

口服万古霉素后患者感染指标下降，腹泻好转，6日后腹泻停止。按照药物不良反应因果关系判断的5项原则：①该患者出现腹泻与头孢他啶、美罗培南的使用存在合理的时间相关性；②该反应符合头孢他啶、美罗培南已知的不良反应类型；③停用头孢他啶、美罗培南并给予万古霉素口服治疗后，患者腹泻症状逐渐缓解；④患者未再使用头孢他啶、美罗培南，是否出现相同不良反应不明；⑤患者长期服用奥美沙坦酯片、来氟米特片、卡维地洛片，未出现过腹泻。且停用肠内营养制剂不影响患者腹泻情况，因此可以排除为上述药物引起的腹泻。故分析患者出现腹泻可能与头孢他啶、美罗培南有关。

（二）抗生素相关性腹泻发生的危险因素

抗生素相关性腹泻，最常见的致病菌为艰难梭菌感染（Clostridium difficile infection，CDI），具备以下特征的患者存在较高发生CDI的风险[3]，包括：①老年患者；②住院时间长；③患严重基础疾病；④长期使用广谱抗菌药物（如广谱二、三代头孢菌素，碳青霉烯类，广谱青霉素，克林霉素，氟喹诺酮类等）；⑤使用质子泵抑制剂或其他抑酸剂的患者；⑥机体存在免疫抑制（包括恶性肿瘤和器官移植等因素）等。抗生素相关性腹泻发病机制包括肠道菌群紊乱、抗生素干扰糖和胆汁酸代谢，以及抗生素的直接作用[4]。

本例患者为老年患者，既往有类风湿、干燥综合征40年，长期糖皮质激素治疗，高血压和糖尿病病史多年。患者免疫力低下，营养不良，住院期间使用鼻饲管，使用广谱抗菌药物头孢他啶和美罗培南，合用质子泵抑制剂，因此具备抗生素相关性腹泻发生的相关性风险。

（三）抗生素相关性腹泻的主要治疗措施

（1）停止或更换抗生素。怀疑为抗生素相关性腹泻时，首先应尽快停用可能引起抗生素相关性腹泻的抗生素。如果病情不允许，尽量换用抗菌谱相对较窄的、引起腹泻可能性较小的抗生素[4]。

（2）针对性抗生素治疗。在病原学明确的AAD病例中应当使用针对性抗生素。如疑诊或确诊为艰难梭菌性结肠炎可用万古霉素、甲硝唑等抗生素治疗，具体为：轻、中度艰难梭菌性结肠炎可肠道内应用甲硝唑（500mg，每日3次，疗程10～14日）；重度艰难梭菌性结肠炎或对甲硝唑治疗反应较差的患者可肠道内应用万古霉素（125mg，每日4次，疗程10～14日）[3]。

（3）肠道菌群调节。肠道菌群是在宿主体内长期形成的定植微生物群落，其对宿主营养物质代谢、免疫防御、抵御致病菌侵入、分解代谢肠道中有害物质等方面起着重要作用。微生态制剂可以调节肠道菌群，能有效减少使用抗生素的患者的腹泻发病率，还可以缩短已发生抗生素相关性腹泻患者的腹泻期[4]。

（4）其他措施。外科治疗合并中毒性巨结肠及肠道穿孔等急腹症的情况须早期进行外科干预如全结肠切除、回肠造口等[3]。支持治疗包括对症补液，纠正水、电解质紊乱及酸碱失衡，多器官功能支持等。

五、小结

ICU收治的患者大多为严重创伤、感染、休克、老年合并多种基础疾病的术后患者，病情较危重，大多选用广谱抗菌药物或联合使用抗菌药物，且使用时间较长，因此ICU的抗生素相关性腹泻发生率较高。本病例患者高龄，既往基础疾病多，抵抗力低下，使用广谱抗菌药物头孢他啶、美罗培南时出现严重腹泻。临床药师利用自己的专业知识，对患者腹泻原因、危险因素进行分析和判断，并结合患者的病情和用药情况，为临床提供个体化用药建议。此案例提示：合理使用抗菌药物过程中应密切监测可能出现的不良反应。

参考文献

[1]郑晓青，祝焕杰，赵骏，等.呼吸内科住院患者抗生素相关性腹泻的临床特征及危险因素分析[J].浙江医学，2020，42（18）：1981−1983+1987.

[2]宋媛媛，贡雪芃，肖蒙，等.抗生素相关性腹泻研究进展[J].医药导报，2019，38（11）：1454−1458.

[3]程敬伟，刘文恩，马小军，等.中国成人艰难梭菌感染诊断和治疗专家共识[J].协和医学杂志，2017，8（Z1）：131−138.

[4]徐玲，方圆，陈楠.临床药师参与重症肺炎患者出现抗生素相关性腹泻的药学监护与分析[J].首都食品与医药，2020，27（6）：56−57.

（西双版纳州人民医院　王美华　杨亚彬撰写　李婷婷审修）

案例 6　结肠癌患者合并顽固性呃逆

一、案例背景知识

呃逆是一种以膈肌痉挛为特征的病理性呼吸反射，俗称"打嗝"。膈肌持续痉挛超过48小时未停止或治疗无效，临床上称为顽固性呃逆[1]。晚期恶性肿瘤患者经过手术、化疗、放疗等过程后，2%患者可出现顽固性呃逆[2]。顽固性呃逆发作时间长，常规治疗难以缓解，在一定程度上影响后续放、化疗的顺利进行。临床药师通过参与1例结肠癌患者合并顽固性呃逆的药学治疗实践，对顽固性呃逆的药物治疗方案进行分析，旨在为临床用药提供参考，更好地为临床与患者服务。

二、病例介绍

患者，男性，61岁，身高163cm，体重50kg，体表面积1.56m²，卡氏评分（Karnofsky，KPS）80分。既往有横结肠肿瘤根治术、结肠息肉切除术、腹腔镜下肝段切除术手术史，十二指肠破裂输血史，有高血压病史2年，长期服用硝苯地平控释片（30mg，po，qd）降压治疗。无糖尿病、冠心病病史，否认食物、药物过敏史。患者于2021年4月16日予"奥沙利铂+卡培他滨"完成第4周期化疗后出院，2日后出现腹泻、腹痛，腹泻次数平均每日3～4次，为水样便，腹痛呈阵发性绞痛，伴恶心、呕吐胃内容物2次，未见咖啡样物，未予特殊处理。患者出院7日后腹泻加重，24小时内腹泻10次，为水样便，病程中无发热、畏寒、寒战、心悸等不适症状，于2021年4月23日因"腹泻1周，加重1天"入院。查体：T 36.3℃，P 104次/分，RR 20次/分，BP 108/82mmHg，皮肤、巩膜无黄染。双肺呼吸音清晰，无干、湿性啰音。腹部平坦，上腹可见陈旧性手术疤痕，腹软，左下腹轻压痛，无反跳痛，无肌紧张，墨菲氏征（-），肝脾未及，肝肾区无叩击痛，肠鸣音3次/分。入院诊断：①腹泻原因待查（药物性？）；②结肠恶性肿瘤；③肝继发性恶性肿瘤；④手术后恶性肿瘤化学治疗状态；⑤高血压2级。

三、主要治疗经过

患者入院第1日，诉腹泻、腹痛、乏力，腹痛呈阵发性绞痛，伴恶心、呕吐胃内容物2次，未见咖啡样物，患者24小时内腹泻10余次，为黄色稀样水便，结合患者用药史考虑为化疗相关性腹泻，予洛哌丁胺胶囊、蒙脱石散止泻治疗，注射用间苯三酚解痉止痛，予复方电解质注射液、葡萄糖氯化钠钾注射液维持电解质平衡，规律服用硝苯地平控释片控制血压，同时积极补液、加强营养支持治疗，并按照诊疗计划完善相关检查。入院第2日，患者未再呕吐，诉腹泻较前有所缓解，24小时内腹泻5～6次，仍诉腹痛、乏力，患者既往有十二指肠溃疡、破裂病史，加用艾司奥美拉唑肠溶片抑酸护胃，余治疗暂同前巩固。入院第3日，患者诉腹泻较前明显缓解，24小时内腹泻3～4次，仍有腹痛，精神状态较前好转，停用洛哌丁胺，予双歧杆菌三联活菌肠溶胶囊调节肠道菌群，继续蒙脱石散止泻，余治疗同前。入院第4日，患者腹泻缓解但仍感腹部不适，诉频繁呃逆，加用甲氧氯普胺片（10 mg，po，tid）对症治疗。入院第5日，患者腹泻好转但仍感腹部不适，诉呃逆不止，持续时达20次/分，加用中医针灸治疗，予异丙嗪注射液（25 mg，im，st）。入院第6日，患者诉呃逆不止，夜间为甚，近两日针灸治疗不佳。入院第7日，患者仍感腹部不适，诉呃逆较前加重，严重影响日常生活。临床药师受邀会诊，患者目前呃逆不止，建议停用甲氧氯普胺片、异丙嗪注射液，换用巴氯芬片（5 mg，po，8 h）对症治疗，并密切监护患者血压、呼吸功能，同时签署超说明书用药同意书，嘱患者少食多餐，饮食清淡而富含营养。入院第8日，患者诉呃逆症状有所改善，但仍有频繁呃逆的情况，临床药师建议增加巴氯芬片剂量（10 mg，po，8 h）。入院第10日，患者诉呃逆次数减少，未诉其余特殊不适。入院第12日，患者呃逆缓解，考虑巴氯芬与硝苯地平控释片合用可使血压下降作用加强，建议医师将巴氯芬片减量为5 mg，po，8 h。入院第13日，患者病情稳定，给予办理出院，嘱患者随后根据呃逆情况，将巴氯芬片按频次逐日减量过渡至停药（即5 mg，q12 h减量至5 mg，qd，再停用）。

四、讨论

（一）顽固性呃逆的病因与机制

呃逆按发生的病因分为三类。①反射性呃逆：主要包括脑卒中、脑肿瘤、脑炎、代谢性疾病等直接或间接刺激呃逆中枢，从而导致呃逆反射弧抑制功能丧失；②外周性呃逆：主要包括纵隔肿瘤、食管炎、胸膜病变、胃炎或胃癌等疾病直接刺激胸部、颈部膈神经或迷走神经，从而导致膈肌痉挛；③其他呃逆：过饱饮食、精神刺激、某些药物（如地塞米松、顺铂等化疗药物）、内耳及前列腺疾病等亦可引起呃逆[3]。本案例患者出现顽固性呃逆可能与下列因素相关：①患者为结肠癌肝转移，恶性肿瘤直接刺激迷走神经，致使迷走神经张力增高，导致膈肌痉挛；②患者经过手术及化疗，且长时间腹泻导致胃肠功能紊乱，从而诱发呃逆；③患者精神压力大等应激反应。顽固性呃逆会对患者的进食、睡眠、社会活动以及基础疾病的恢复造成负面影响，因此需对患者尽早进行干预治疗，提高患者的生活质量。

（二）顽固性呃逆的药物治疗分析

目前，临床上顽固性呃逆的治疗方法主要有物理治疗、药物治疗、针灸及穴位注射等方法。传统药物治疗包括镇静类药物（如氯丙嗪、异丙嗪）、抗胆碱药物（如山莨菪碱）、止吐类及胃动力药物（如甲氧氯普胺、莫沙必利）以及抗癫痫药物（如地西泮）等，对于化疗相关性呃逆疗效欠佳。巴氯芬是一种作用于脊髓的骨骼肌松弛剂，其说明书的适应证虽无呃逆，但大量文献证实巴氯芬可有效治疗顽固性呃逆。巴氯芬的作用机制[4]为通过刺激 γ - 氨基丁酸（GABA）受体，抑制兴奋性神经递质的释放，选择性抑制脊髓单突触及多突触的反射，降低兴奋性突触电位及反射电位，抑制神经传导，从而松弛平滑肌，减轻膈肌痉挛。巴氯芬的不良反应发生率相对较低，主要表现为口干、头晕、乏力、嗜睡、消化道反应等。本案例患者选择巴氯芬治疗化疗相关性呃逆，疗效显著，且未观察到相关不良反应。

（三）药学监护

患者住院期间使用甲氧氯普胺、异丙嗪、中医针灸等方法未能有效控制呃逆，临床药师查阅相关文献，建议选用巴氯芬进行治疗，并对治疗方案、不良反应、相互作用、用药疗程等进行监护。巴氯芬片的药品说明书提示初始剂量为5 mg，每日3次，每隔3日增加5 mg，直至所需剂量。该患者初始给予巴氯芬5 mg，q8h进行治疗，呃逆次数有所减少，但仍有持续呃逆现象，次日将剂量调整为巴氯芬10 mg，q8h，患者呃逆明显缓解，监测血压平稳，无呼吸系统不良反应。临床药师考虑巴氯芬与硝苯地平控释片合用可使血压下降作用加强，且突然停用巴氯芬可能出现戒断现象，结合患者情况进行用药教育，将巴氯芬片按频次逐日减量过渡至停药，治疗期间无明显不良反应发生。

五、小结

晚期恶性肿瘤引发的呃逆往往较为顽固，严重影响患者的进食与休息，导致患者营养缺乏、电解质紊乱、心理压力大等，并降低患者化疗的依从性及生活质量。本案例患者使用常规药物治疗顽固性呃逆疗效不佳，临床药师积极参与个体化治疗，协助医师遴选巴氯芬片作为治疗方案，使患者顽固性呃逆得到有效控制，并密切监护用法用量、不良反应、相互作用、用药疗程等方面，保障患者用药安全、有效、合理。

参考文献

[1] Kumar A, Dromerick A W. Intractable hiccups during stroke rehabilitation [J]. Arch Phys Med Rehabil, 1998, 79(6): 697-699.

[2] 李宝平，张海亮，闫明亮，等.巴氯芬治疗恶性肿瘤放化疗患者顽固性呃逆的疗效观察[J].现代肿瘤医学，2017，9: 1470-1473.

[3] STEGER M, SCHNEEMANN M, FOX M. Cme [J]. Praxis, 2015, 104(7): 323-331.

[4] 彭远飞，周恺乾，王征，等.巴氯芬治疗肝脏肿瘤切除术后顽固性呃逆的疗效观察[J].世界临床药物，2017，38(4): 268-271.

（西双版纳州人民医院　谢颖撰写　李婷婷审修）

案例 7 伊立替康相关迟发性腹泻

一、案例背景知识

伊立替康与氟尿嘧啶/亚叶酸钙联合的化疗方案（FOLFIRI）是晚期结直肠癌的一线治疗方案。伊立替康是一种喜树碱的半合成衍生物，通过作用于拓扑异构酶Ⅰ发挥抗肿瘤活性，其剂量限制性毒性主要是迟发性腹泻和中性粒细胞减少，其他常见不良反应包括恶心、呕吐、脱发、急性乙酰胆碱能综合征等。临床药师通过参与1例结肠癌患者应用伊立替康导致腹泻的治疗全过程，分析了化疗相关性腹泻的治疗方法，为临床合理用药提供参考。

二、病例介绍

患者，女性，60岁，身高160 cm，体重53 kg，体表面积1.56 m²，KPS 90分。以"结肠癌术后11月余，化疗12周期后2周期余"为主诉入院，手术史：

2019年7月17日行剖腹探查术、盲肠穿孔修补术、腹腔冲洗引流术、回肠造瘘术、肠减压术；2019年9月10日行膈下脓肿穿刺引流术；2019年11月12日行结肠癌根治术、腹腔粘连松解术、回肠造口还纳术。否认高血压、糖尿病、冠心病病史，有"青霉素、磺胺"过敏史，否认食物过敏史。患者2019年11月12日在我院行结肠癌根治术后，于我院行6次奥沙利铂+卡培他滨化疗后转至外院治疗。外院行PET-CT示：肝门区、胰头旁腹膜片状增厚代谢增高；子宫直肠陷凹见腹膜结节状增厚伴代谢增高，中腹部腹膜后淋巴结增大伴代谢异常，右肺斜裂片状增厚伴代谢增高，多考虑炎性病变，转移不排外。外院进行尿苷二磷酸葡萄糖醛酸转移酶1A1（UGT1A1）基因检测，UGT1A1 * 6、*28基因检测结果均显示野生型，预测伊立替康不良反应发生率较低，给予FOLFIRI+贝伐珠单抗化疗1周期，后于我院继续行FOLFIRI+贝伐珠单抗化疗5周期。病程中，患者精神、饮食尚可，大小便正常，化疗第3周期后出现Ⅲ级骨髓抑制，经升白等对症处理后好转。入院查体：T 36.6℃，P 67次/分，RR 18次/分，BP 121/75 mmHg。患者神清，可见睑结膜苍白，精神尚可，心肺无特殊，全腹软，无压痛，无反跳痛，腹部可见陈旧性手术疤痕，肝脾未及，肝肾区无叩击痛，肝浊音界存在，移动性浊音阴性，肠鸣音4次/分。入院诊断：①结肠癌术后化疗；②胆囊多发结石；③肝血管瘤？

三、主要治疗经过

患者入院第1天，按照诊疗计划完善相关检查。入院第3天，患者未诉特殊不适，排除化疗禁忌后给予第7周期FOLFIRI+贝伐珠单抗，同时给予盐酸托烷司琼注射液（5mg，ivgtt，qd）预防呕吐反应，予注射用泮托拉唑钠（40mg，ivgtt，qd）抑酸治疗。入院第4天，患者凌晨2点出现腹泻，黄色稀水样便，次数较多，伴乏力，无恶心、呕吐不适，主管医师给予蒙脱石散收敛止泻、双歧杆菌三联活菌胶囊调节肠道菌群，并补充液体及电解质。入院第5天，患者腹泻未见明显缓解。临床药师受邀会诊，会诊意见为：①结合患者临床情况暂排外感染性腹泻，患者24小时内出现水样便10余次，考虑为化疗相关迟发性腹泻，腹泻与伊立替康存在时间相关性，且腹泻为伊立替康常见不良反应，建议立即服用洛哌丁胺片4mg，以后每2小时服用2mg，服用至末次腹泻后12小时停用，中途不得更改剂量，但总的服用时间不超过48h；②完善大便常规+培养、大便球/杆比，以及PCT及hs-CRP等感染相关指标检测，评估患者是否存在细菌性感染，必要时加用抗生素；③积极补充液体及电解质，嘱患者清淡饮食，暂不食用高脂肪食物（牛奶、骨头汤等），并与患者及家属进行用药指导，告知其洛哌丁胺的具体用法用量。主管医师遵会诊意见用药。患者入院第6天，患者腹泻症状改善，24小时内出现水样便3～5次。患者入院第7天，感染相关检查回报无异常，复查电解质均正常，患者未再出现腹泻，停用洛哌丁胺。患者入院第8天，患者病情稳定给予办理出院，嘱2周后复诊。

四、讨论

（一）伊立替康导致迟发性腹泻的关联性分析

该患者结肠癌根治术后给予6周期CapeOX（奥沙利铂＋卡培他滨）方案进行辅助化疗，外院完善检查进行疗效评估，结果提示患者肿瘤复发，给予FOLFIRI＋贝伐珠单抗进行姑息化疗，使用该方案化疗至第7周期，当次伊立替康化疗结束2天后出现腹泻，稀水样便，24小时内出现水样便10余次，无腹痛、便血。按照药物不良反应因果关系判断的5项原则：①该患者出现腹泻与伊立替康的使用存在合理的时间关系；②该反应符合伊立替康已知的不良反应类型；③停用伊立替康并积极治疗后，患者腹泻症状逐渐缓解；④患者未再使用伊立替康，是否出现相同不良反应不明；⑤患者出现迟发性腹泻，不排外联用氟尿嘧啶导致腹泻的可能。故此分析患者出现迟发性腹泻可能是伊立替康相关不良反应。

伊立替康所致腹泻分为两种类型：早发性腹泻（急性乙酰胆碱能综合征所致）和迟发性腹泻。早发性腹泻发生于用药后短时间内，一般在24h之内，此症状于阿托品治疗后可消失。迟发性腹泻一般在用药24h之后发生。该患者腹泻发生于24h之后，临床药师分析其为迟发性腹泻，该患者解稀水样便，24小时内腹泻10余次，根据常见不良反应事件评价标准（CTCAE），该患者为伊立替康所致的Ⅲ度迟发性腹泻。

（二）伊立替康导致迟发性腹泻的机制

伊立替康作为一种前药，主要在肝内由羧酸酯酶转化为毒性更强的活性代谢产物SN-38发挥抗肿瘤作用。而后SN-38在肝内由UGT1A1转化成无活性的SN-38葡萄糖苷酸（SN-38G）通过胆汁排泄进入肠道。但排泄进入肠道的SN-38G又可被肠道细菌通过β-葡萄糖醛酸酶水解成SN-38，进而造成肠道黏膜损伤而发生腹泻[1]。由于UGT1A1基因具有多态性，因而伊立替康致迟发性腹泻的发生率和严重程度在不同个体间差异较大，研究发现白种人中UGT1A1*28致使伊立替康发生腹泻，特别是中性粒细胞减少的风险增加，而在亚洲人中UGT1A1*6致使伊立替康发生腹泻和中性粒细胞减少的风险比UGT1A1*28更高[2]。该患者UGT1A1*6及UGT1A1*28基因检测均为野生型，但使用伊立替康后仍然发生了迟发性腹泻，这也提示临床应密切监护患者情况，UGT1A1野生型只是腹泻的发生概率显著减少，还需关注伊立替康的剂量累积及联合用药情况。

（三）化疗性腹泻的治疗方法

化疗性腹泻的原因是化疗药物对肠壁细胞产生直接的毒副作用，常见致泻化疗药物有伊立替康、氟尿嘧啶、卡培他滨和分子靶向物（舒尼替尼、伊马替尼）等。根据《癌症化疗中腹泻诊疗指南》，对化疗性腹泻患者的治疗包括药物和非药物治疗，并对患者进行连续评估以排除需要针对性干预或住院治疗的严重容量不足或共存疾病。患者腹泻等级处于Ⅲ或Ⅳ级时，须立即给予药物治疗，推荐首选药物为口服洛哌丁胺，推荐剂量为首次4mg，以后每4h使用2mg，直至腹泻停止后12h停药。由于洛哌丁胺有导致麻痹性肠梗阻的危险，患者如果口服洛哌丁胺48h腹泻仍未控制，则需停用洛哌丁胺，进行临床评估。若患者有高风险因素，如脱水、呕吐、粒细胞减少症、腹痛等，需继续进行液体复苏及维持水、电解质平衡，考虑加用奥曲肽治疗。奥曲肽是一种人工合成的八肽环状化合物，对胃肠道功能具有良好保护功能。推荐剂量为100μg/次，3次/日，皮下注射，如果使用奥曲肽24h后腹泻未控制，可增加奥曲肽的剂量，直至增加至最大剂量500μg/d[3]。根据患者实验室指标及临床症状，必要时加用喹诺酮类药物抗感染治疗。

（四）药学监护

伊立替康所致的腹泻是化疗过程中常见的不良反应，临床药师作为临床治疗团队的一员，应对患者进行个体化用药监护。包括：①化疗前应仔细询问患者病史，建议患者进行UGT 1A1*6及UGT 1A1*28基因检测，预估患者出现腹泻的概率，根据基因型对患者用药剂量进行调整；②关注预处理，监护患者出现的腹泻、呕吐、中性粒细胞减少等不良反应。当患者出现腹泻时，应积极采用合理的治疗手段，目前洛哌丁胺是治疗伊立替康所致腹泻的首选药物，此外应及时补充机体丢失的水及电解质，若腹泻未成功控制，可考虑使用奥曲肽进行治疗，必要时加用抗生素防止感染；③腹泻的预防宣教：根据目前已有的研究及专家建议，应进食温和无刺激性的饮食，要求患者少量多餐，避免饮食过烫、过油腻及过咸食物[4]。

五、小结

化疗相关性腹泻是伊立替康常见不良反应之一，可能影响化疗疗效、患者生活质量与依从性，严重时甚至危及生命。临床药师通过参与伊立替康所致延迟性腹泻治疗的实践，从洛哌丁胺的使用剂量、使用时机及后续化疗药物的剂量调整等方面为患者进行药学监护，利用自身药学专业的知识，协助临床医生制定治疗方案，使患者腹泻得到控制，一定程度上保证化疗的顺利进行及减少不良事件的发生。

参考文献

[1] 蒋婷，袁明勇，郑玲利.1例伊立替康所致严重腹泻伴粒细胞缺乏患者的治疗分析与药学监护[J].中国药物应用与监测，2018，15(4)：211-214.

[2] Chen X, Liu L, Guo Z, et al. UGT1A1 polymorphisms with irinotecan-induced toxicities and treatment outcome in Asians with Lung Cancer: a meta-analysis[J]. Cancer Chemother Pharmacol, 2017, 79(6): 1109-1117.

[3] 翟丹丹，刘建军，孔薇，等.1例奥曲肽治疗舒尼替尼所致化疗性腹泻的药学监护[J].中国医药导刊，2019，21(7)：433-436.

[4] 徐冰，李佳鑫，高玉环，等.1例UGT1A1野生型患者使用伊立替康导致腹泻的药学监护[J].海峡药学，2018，30(11)：249-250.

（西双版纳州人民医院　谢颖　黄常富撰写　李婷婷审修）

案例 8 结肠癌患者应用奥沙利铂导致过敏性休克

一、案例背景知识

奥沙利铂是继顺铂和卡铂后的第三代铂类抗肿瘤药物，其作用机制是通过产生烷化络合物抑制 DNA 的合成及复制。奥沙利铂在临床上广泛用于结直肠癌、胃癌等消化道肿瘤的全身化疗，对其他多种肿瘤也有治疗作用。奥沙利铂的不良反应主要表现为神经毒性、胃肠道反应、血液学毒性等，神经系统毒性是其主要的剂量限制性毒性，临床对其致过敏反应的关注较少。本文对1例结肠癌患者应用奥沙利铂导致过敏性休克的案例进行分析，旨在为临床用药提供有益参考。

二、病例介绍

患者，男性，27岁，身高170cm，体重62kg，体表面积1.79m²，KPS 90分。患者于2020年5月27日在腹腔镜下行右半结肠癌根治术，术后病检：（右半结肠）黏液腺癌，部分为印戒细胞癌，侵及浆膜外脂肪，并癌结节形成，两端切缘（-），慢性阑尾炎，局部肠壁黏膜下层出血，淤血。淋巴结癌转移，肠周，4/32。肿瘤分期T3N2Mx。排除化疗禁忌后行mFOLFOX6方案化疗共4周期，具体如下：奥沙利铂85mg/m²（150mg）+5%葡萄糖注射液500mL，静脉输注2h，d1；左亚叶酸钙200mg/m²（350mg）+0.9%氯化钠注射液100mL，ivgtt，d1（5-FU前给药）；5-FU 400mg/m²（625mg），缓慢静推，d1；然后5-FU 2400mg/m²/2d（4250mg）+5%葡萄糖注射液70mL，静脉泵入，5mL/h，持续泵48h，每14天重复。化疗过程顺利，未出现明显化疗相关不良反应。目前因"升结肠恶性肿瘤术后2月余，第5次化疗"入院，查体：T 36.4℃，P 101次/分，RR 20次/分，BP 119/82mmHg，SpO₂ 95%。患者一般情况可，神清，自主体位，皮肤、黏膜无黄染、心肺未及特殊异常，腹部平软，无压痛，无反跳痛，墨菲氏征（-），肠鸣音3次/分。患者自起病以来精神、饮食及睡眠可，近2月体重减少3kg。入院诊断：①升结肠癌T3N2Mx；②升结肠癌术后；③肾结石。

三、主要治疗经过

患者入院第1天，按照诊疗计划完善相关检查。入院第3天，患者未诉特殊不适，排除化疗禁忌后给予第5周期mFOLFOX6，输注奥沙利铂约5min，患者出现面色潮红，颜面及脖颈周围大量潮红并伴有多个大小不等的疹子，四肢抽搐，牙关紧闭，头面部大量流汗，继而意识不清，呼之不应，考虑过敏性休克。立即停用奥沙利铂，更换输液管后给予5%葡萄糖注射液250mL进行补液；予心电监测：SpO₂ 85%，立即给予面罩吸氧；BP 55/32mmHg，予肾上腺素（1mg，iv，st）、地塞米松注射液（5mg，iv，st）、异丙嗪注射液（25mg，im，st）。约5min患者意识恢复，SpO₂ 95%，复测BP为82/56mmHg，患者无明显不适症状，生命体征恢复平稳。主管医师随后咨询临床药师：能否继续使用奥沙利铂进行治疗？药师建议暂停本次化疗，后续治疗不再使用奥沙利铂，根据患者情况考虑换用FOLFIRI方案（伊立替康＋亚叶酸钙＋氟尿嘧啶）进行化疗。随访：患者入院第4天，全身皮疹消退，考虑患者本次化疗相关不良反应较严重，拟终止本次化疗，复查相关实验室指标。入院第5天，患者实验室检查无特殊准予出院，嘱患者2周后复诊。

四、讨论

（一）奥沙利铂导致过敏性休克的关联性评价

按照药物不良反应因果关系判断的5项原则：①该患者出现过敏性休克与奥沙利铂的使用存在合理的时间关系；②该反应符合奥沙利铂已知的不良反应类型；③停用奥沙利铂并积极抢救后，患者生命体征恢复，面色潮红及皮疹等症状均好转；④患者未再使用奥沙利铂，是否出现相同不良反应不明；⑤患者出现呼吸困难、血压下降无法用联合药物的相关作用及患者病情进展等来解释。因此分析患者出现过敏性休克很可能是奥沙利铂相关不良反应。

（二）奥沙利铂导致过敏性休克的可能机制

奥沙利铂导致过敏反应的机制尚不完全清楚。有学者[1]通过测定奥沙利铂过敏患者血清IgE水平（明显升高）及过敏的临床表现，证实了IgE介导机制和I型超敏的存在。奥沙利铂是作为一种超级半抗原与抗体相结合，从而促进T细胞的增殖并释放细胞因子引起过敏反应。而HLA表型又是内吞半抗原敏感性的决定因素，其敏感性与暴露时间强度有关，这可能也就是在使用奥沙利铂几个周期之后会发生过敏性休克的解释[2]。

目前，已有报道的奥沙利铂过敏反应包括I～III型。I型过敏最为常见，由IgE抗体介导，临床表现轻者如皮疹、瘙痒、皮肤潮红、发热、寒战，重者如支气管痉挛、血压降低甚至过敏性休克。II型超敏反应较少见，由IgG抗体介导，临床表现为免疫性血小板减少、免疫性溶血性贫血甚至全血细胞减少。III型超敏反应极为罕见，由IgG或IgM抗体与可溶性抗原结合后形成免疫复合物沉积到肾小球血管基底膜、皮肤或滑膜，表现为蛋白尿、慢性风疹和关节炎等[3]。本例患者既往使用mFOLFOX6（奥沙利铂＋左亚叶酸钙＋氟尿嘧啶）方案化疗4周期，第5周期输注奥沙利铂约5 min，出现面部潮红、皮肤红疹、血压下降、呼吸困难等过敏性休克相关不良反应，对症处理后生命体征迅速恢复，具有典型的I型超敏反应特征，考虑系Ⅰ型超敏反应。

（三）奥沙利铂导致过敏反应的处理方法

由于奥沙利铂过敏反应发生的不确定性，其预防有一定的难度。目前，有报道表明，将奥沙利铂给药时间由2h延长为6h可减少奥沙利铂过敏的发生率。另有一些研究提出脱敏疗法，通过逐步提高药物浓度的方法，使部分轻度到中度对奥沙利铂过敏的患者完成更多周期的含铂方案化疗[4]。综上所述，若患者出现过敏反应，应给予积极治疗（包括停药、吸氧、心电监护、补液、使用糖皮质激素及组胺受体拮抗剂等），能否继续应用奥沙利铂取决于症状的轻重、治疗的需求等多方面因素，对于发生严重型过敏反应（如过敏性休克）的患者，提倡永久性停用奥沙利铂。对于发生轻、中度型过敏反应的患者，若患者病情需要，可在严密观察下尝试延长奥沙利铂输注时间，给予糖皮质激素和抗组胺药物预处理、必要时尝试脱敏疗法。

（四）药学监护

在使用奥沙利铂期间，临床药师除了应监护奥沙利铂常见的不良反应，如胃肠道反应（腹泻、恶心、呕吐等）、血液系统反应（中性粒细胞减少、血小板减少等）以及神经系统反应（感觉迟钝、四肢麻木等，神经毒性遇冷加重）外，还应注意以下几点：①输液前患者应避免冷刺激及进食易引起过敏的食物，详细询问患者既往药物、食物过敏史，对于过敏体质或有相关药物过敏史者提醒医师慎重选用奥沙利铂，必要时换用其他化疗方案，并给予密切监护；②当使用含奥沙利铂方案化疗时，应严格按照说明书中的用法用量规范化使用，将奥沙利铂溶于5%葡萄糖注射液250～500mL中（以便达到0.2mg/mL及以上的浓度），持续静脉滴注2～6h；③加强奥沙利铂的用药教育，嘱咐患者及家属不可擅自调整滴速，向患者及家属讲明可能会出现的不良反应，以便及时发现患者身体出现的异常症状；④密切关注用药过程中（尤其是治疗的前30min内）出现的可疑过敏反应，若患者出现严重过敏反应，如喉头痉挛、呼吸困难或休克，应当立即停止滴注奥沙利铂，并给予高流量氧气吸入、糖皮质激素、组胺受体拮抗剂等治疗，及时给予肾上腺素抗休克治疗；⑤对于多次输注奥沙利铂的患者，输注前也应该做好预防工作，监测生命体征，使用前可给予抗组胺药和激素，采取慢速或梯度分次给药方法。

五、小结

奥沙利铂的不良反应表现多样，且多发生于数个化疗周期后，其引起的过敏反应具有不可预知性。本例患者首次出现过敏反应是在使用奥沙利铂化疗的第5个周期，过敏反应发生时已接受奥沙利铂累积剂量425 mg/m²，治疗周期虽少于文献报道的平均周期数6.4个周期，但很可能也与奥沙利铂药物蓄积毒性增加有关（累积剂量达 400 mg/m² 及以上），随着用药疗程、累积剂量的增加，出现功能障碍的危险性更大[5]。目前并没有确实有效的方法可以完全预测或防止患者药物过敏的发生，因此临床药师应充分了解药物特点，关注患者临床表现，协助医师全面评估患者过敏反应的严重程度以及临床治疗效果，提高化疗药物治疗的安全性和有效性。

参考文献

[1]Kitada N, Dan T, Takara K, et al. Oxaliplatin-induced hypersensi-tivity reaction dispiaying marked elevation of immunoglobulin E[J]. Journal of Oncology Pharmacy Practice Official Publication of the International Society of Oncology Pharmacy Practioners, 2007, 13(4): 233-235.

[2]Santini D, Tonini G, Salerno A, et al. Idiosyncratic reaction after oxaliplatin infusion[J]. Annals of Oncology Official Journal of the European Society for Medical Oncology, 2001, 12(1): 132-133.

[3]杜春霞，洪若熙，陈喆，等.奥沙利铂过敏的临床特征分析[J].中国肿瘤临床与康复，2014, 21(2): 194-197.

[4]马亚飞.4例奥沙利铂过敏反应的药学监护及干预[J].世界最新医学信息文摘，2018, 18(66): 191-196.

[5]张雷，朱卫.奥沙利铂致过敏性休克29例文献分析[J].中国药物评价，2016, 33(4): 228-230.

（西双版纳州人民医院　谢颖　黄常富撰写　李婷婷审修）

案例 ⑨ 肺癌患者应用地塞米松致白细胞升高

一、案例背景知识

近年来，肺癌合并脑转移的患者人数逐年攀升，有30%～50%的非小细胞肺癌在总病程中发生脑转移[1]。肺癌脑转移患者预后差，常伴有颅内压增高和神经功能缺失等中枢神经系统症状。地塞米松联合甘露醇广泛用于临床上降低颅内压[2]，对脑转移患者具有较好治疗效果，可有效提高患者的生存质量。临床药师通过参与1例肺癌脑转移患者应用地塞米松致白细胞升高的药学实践，为临床用药提供参考。

二、病例介绍

患者，男性，59岁，身高172 cm，体重56 kg，体表面积1.69 m²。患者2年前在当地医院行"左肺下叶癌根治术"，术后病检结果示：左肺下叶中分化鳞癌，部分区域伴腺癌分化。予4周期GP方案术后辅助化疗。具体方案：吉西他滨（1.6 g，ivgtt，d1、d8），顺铂（40 mg，ivgtt，d1-3）。第4周期化疗结束后患者出现II度消化道反应，给予对症处理后症状缓解。患者1年前因胸部疼痛行胸部CT，提示"肋骨转移"，予肋骨放疗共计25次。目前患者因"左下肺癌术后2年，头晕、头痛伴恶心呕吐1月"入院，对磺胺类及青霉素类药物过敏。查体：T 36.1℃，P 75次/分，RR 20次/分，BP 116/74 mmHg，SpO₂ 95%。神志清，精神萎。颈部外观对称，颈静脉下1/3轻度怒张，浅表淋巴结未触及肿大。双肺呼吸音粗，未闻及干、湿性啰音。心率75次/分，律齐，各瓣膜区未闻及病理性杂音。腹部平软，无压痛，无反跳痛。双下肢胫前轻度水肿，脑膜刺激征阳性。患者自起病以来精神、饮食及睡眠差，大小便正常，体重无明显变化，PS评分2分。入院诊断：①左肺腺鳞癌（TxNxM1b IV期）；②骨继发恶性肿瘤；③脑继发恶性肿瘤？

三、主要治疗经过

患者入院第1天，T 36.1℃；血常规示：WBC 8.76×10^9/L，NEU% 70.7%；诉咳嗽、咳痰、头晕、头痛、恶心伴呕吐。考虑与颅内压升高有关，给予甘露醇注射液（125 mL，ivgtt，q8 h）联合地塞米松注射液（10 mg，iv，q8 h）降颅内压，甲氧氯普胺片（10 mg，po，tid）止吐，注射用兰索拉唑（30 mg，ivgtt，qd）抑酸治疗。第3天，T 36.4℃；血常规示WBC 14.1×10^9/L，NEU% 72.1%；患者仍诉咳嗽，咳白色稀痰；患者双肺呼吸音粗，未闻及干、湿性啰音。主管医师结合实验室指标及临床表现不排除肺部感染，给予头孢他啶（2 g，ivgtt，q12 h）进行抗感染治疗。第5天，T 36.4℃；血常规示：WBC 18.22×10^9/L，NEU% 84.5%；患者咳嗽、咳痰症状无明显缓解；肺部听诊同前。主管医师考虑感染控制不佳，换用头孢哌酮钠舒巴坦钠（3 g，ivgtt，q12 h）继续抗感染治疗。第7天，T 36.5℃；血常规示WBC 22.83×10^9/L，NEU% 90.7%。主管医师邀请临床药师会诊调整抗感染方案，临床药师将实验室指标与患者用药情况进行关联性分析后，考虑患者咳嗽、咳痰症状无明显变化，肺部听诊呼吸音粗，未闻及干、湿性啰音，认为外周血白细胞持续升高与使用地塞米松注射液有关，暂不考虑感染，建议停用可疑药物地塞米松注射液，同时复查肺部CT、血常规、PCT、hs-CRP及吸痰培养，主管医师遵会诊意见。第9天，T 36.7℃；血常规示：WBC 15.37×10^9/L，NEU% 84.2%。第11天，T 36.4℃；血常规示：WBC 8.21×10^9/L，NEU% 71.2%，检查结果提示白细胞计数、中性粒细胞百分比恢复正常；PCT 0.24 ng/mL；痰培养阴性；胸部CT提示：未见明显异常。第14天，患者MRI结果示：左侧小脑可见异常信号影，考虑转移灶。外周血肿瘤基因检测结果显示：EGFR19号外显子突变阳性，与家属沟通后将肿瘤治疗方案改为厄洛替尼片（150 mg，po，qd）靶向治疗，患者病情平稳后给予出院。

四、讨论

（一）患者颅内压升高的用药分析

脑转移是肺癌晚期表现之一，其发生主要是因为患者肺部血管和淋巴管丰富，胸腔压力的改变和咳嗽的震动等原因可使癌细胞进入血液循环，而含有癌细胞的血液进入颅内后容易停留在终末支，当癌栓堵塞血管继发缺血性痉挛就可导致脑功能的障碍，常表现为头晕、头痛、恶心、呕吐等颅内压升高症状[3]。甘露醇是降低颅内压的理想药物，但该药物只是针对正常的血脑屏障组织起到脱水效果，存在一定的局限性。地塞米松属于长效糖皮质激素类药物，对局部大脑血流量、毛细血管通透性的改善均具有积极的作用，更重要的是，地塞米松可抑制白三烯、血小板激活因子等各种炎症的传播，抗炎效果良好。有研究报道[4]，地塞米松可缓解肿瘤所致的脑损伤和减少肿瘤诱导的血管生成，可有效提高患者的生存质量。因此，临床上使用地塞米松联合甘露醇治疗恶性肿瘤所致的颅内压升高是有益的。

（二）地塞米松导致白细胞升高的关联性分析

肺癌好发于40岁以上长期吸烟者，临床早期表现隐匿，常见有刺激性咳嗽、咳痰中带血、胸痛等症状。本例患者治疗期间外周血白细胞计数持续升高，且停用地塞米松后白细胞计数逐渐恢复正常，分析该患者出现的咳嗽、咳痰症状与肺癌原发病有关。按照药物不良反应因果关系判断的5项原则：①该患者出现白细胞计数升高与地塞米松的使用存在合理的时间关系；②该反应符合地塞米松已知的不良反应类型；③停用地塞米松后白细胞计数逐渐恢复正常；④患者未再使用地塞米松，是否出现相同不良反应不明；⑤患者出现白细胞计数升高，无法用联合药物的相关作用及患者病情进展等来解释。故此分析患者出现白细胞、中性粒细胞升高很可能是地塞米松相关不良反应。

（三）地塞米松导致白细胞升高的可能机制

据相关文献报道[5]：对激素具有特异性的患者，认为是糖皮质激素能够刺激骨髓中性细胞释放入血而使中性粒细胞数增多，使血中白细胞计数增加，由于外周血白细胞的数量主要受中性粒细胞影响，故外周血白细胞计数也相应增加；另一因素为动用周边池的白细胞进入循环池所致。在人的循环血液中，白细胞分布在两个地方，即边缘池和循环池，边缘池和循环池的白细胞保持动态平衡。应用糖皮质激素可增加循环池中的白细胞，使得外周血白细胞计数升高，形成原发感染未控制或合并其感染的假象。

临床药师查阅相关文献，发现地塞米松不良反应的发生及严重程度与其给药剂量、途径和时间等有密切关系。KPS评分可以用于评价癌症患者在化疗中的生活质量，一项关于地塞米松应用于转移性脑瘤治疗的研究发现，地塞米松治疗脑水肿的KPS评分呈剂量依赖性，8 mg/d剂量组评分有所提升，而16 mg/d剂量组的毒性反应发生率远大于4 mg/d剂量组和8 mg/d剂量组[6]。本例患者的地塞米松注射液使用剂量为30 mg/d，连用3天后出现外周血白细胞和中性粒细胞均明显升高，临床药师分析很可能与地塞米松用量偏大相关。在使用糖皮质激素期间，临床药师除了应监护糖皮质激素常见的不良反应如脂类代谢紊乱、糖代谢紊乱、电解质紊乱、应激性溃疡外，还需严密观察患者的血常规变化情况，注意鉴别是应用糖皮质激素造成的白细胞计数升高还是感染加重所致的白细胞计数增高，这对于防止滥用抗生素具有重要意义。

五、小结

肺癌是常见的呼吸系统恶性肿瘤，而肺内感染是其临床最为常见的并发症之一，具有临床症状不典型，起病隐匿，病情变化快，病原体复杂的特点，虽然预防性使用抗菌药物会在一定程度上将感染发生的概率降低，但是，若大量使用抗菌类药物，会从本质上降低细菌药敏性，反而增加了患者并发感染的风险。在本病例中，患者外周血白细胞和中性粒细胞均明显升高，同时伴有咳嗽咳痰，临床医生考虑患者机体的免疫力较低，并发感染的风险较大，根据临床经验选择覆盖革兰氏阴性菌的第三代头孢菌素进行抗感染治疗，当白细胞继续升高后考虑感染加重，遂换用加酶抑制剂继续抗感染治疗，忽略了药物不良反应也会引起白细胞升高的现象。临床药师参与治疗后监护药物不良反应及联合用药情况，从药学角度分析患者外周血白细胞升高的原因，协同临床医师调整用药方案，保障患者用药的合理性与安全性。

参考文献

[1] 宋昆，吕一正，徐铭，等.非小细胞肺癌脑转移的靶向药物治疗研究进展[J].中国临床神经科学，2019，27（5）：585-591.

[2] 张帆，冯骏，王涛.地塞米松与甘露醇对急性重症脑血管病脑保护作用观察[J].中国实用神经疾病杂志，2015，18（7）：23-25.

[3] 王俊龙，解晨昊.全脑放疗联合化疗及联合吉非替尼靶向治疗晚期非小细胞肺癌脑转移[J].中国实用医刊，2016，43（2）：80-81.

[4] Fan Z, Sehm T, Rauh M, et al. Dexamethasone alleviates tumor -associated brain damage and angiogenesis[J].PLOS ONE, 2014, 9（4）：e93264.

[5] 刘为义，李作吉，杨光.地塞米松致白细胞增多不良反应38例分析[J].药学实践杂志，2006，24（4）：244-246.

[6] Wang LJ, Lu W, Zhou TY. Current applications of dexamethasone for cancer treatment[J].Yao Xue Xue Bao, 2015, 50（10）：1217-1224.

（西双版纳州人民医院　杨亚彬　谢颖撰写　李婷婷审修）

案例 ⑩ 英夫利昔单抗引起迟发型过敏反应

一、案例背景知识

溃疡性结肠炎（ulcerative colitis，UC）是一种病因不明的慢性非特异性肠道炎性疾病。临床主要表现为腹泻、腹痛、黏液脓血便[1]。在UC的治疗药物中，英夫利昔单抗是一种基因重组的人鼠嵌合（75%人序列和25%小鼠序列）的TNF-α的免疫球蛋白G1亚类单克隆抗体，可直接中和TNF-α，与巨噬细胞和T细胞表面表达的TNF-α高亲和力结合，并通过抗体依赖细胞介导的细胞毒作用（antibody dependent cell mediated cytotoxicity，ADCC）和补体依赖的细胞毒性（complement dependent cytotoxicity，CDC）发挥药理作用[2]。其主要用于激素依赖、激素抵抗、对口服氨基水杨酸制剂和免疫抑制剂应答不足或不耐受的中重度UC患者。但其不良反应在一定程度上限制了使用，现就一位UC患者在给予英夫利昔单抗治疗过程中出现迟发型过敏反应进行简要分析，以期为类似临床案例提供用药监护的参考。

二、病例介绍

患者女性，57岁，身高168cm，体重45kg，以"全身瘙痒伴皮疹3天"为主诉于2020年7月2日入院。

既往病史：患者于2017年8月被诊断为"溃疡性结肠炎"后使用多药治疗，2018年1月使用英夫利昔单抗联合硫唑嘌呤治疗，因诱发胰腺炎而停药，更换其他药物后病情控制不佳。2020年6月22日再次尝试给予0.9%氯化钠注射液250mL+英夫利昔单抗200mg静滴2.5h（用药前30min给予地塞米松5mg肌内注射）；6月29日下午出现全身皮疹伴瘙痒、吞咽困难，在家涂炉甘石洗剂止痒，服用氯雷他定（8.8mg）2小时后吞咽困难缓解；6月30日早皮疹基本消退，但出现低热、面部水肿、全身关节肌肉酸痛，自服半片酚氨咖敏片，疼痛未缓解；7月1日早未再发热，但全身肌肉酸痛加重，夜间背部和四肢疼痛难忍，无法入睡。

入院查体：一般情况尚可，皮肤无皮疹，面部无水肿，神清，腹软，无压痛，无反跳痛及肌紧张，肝脾未触及肿大，肠鸣音4~5次/分，双下肢无水肿。

辅助检查：血常规示白细胞 3.13×10^9/L、嗜碱性粒细胞百分比（percentage

of basophils，BAS%）0.7%、NEU% 51.7%；大、小便常规正常。

临床诊断：①溃疡性结肠炎，中度，慢性复发型，急性期，全结肠受累；②过敏反应。

三、主要治疗经过

7月2日入院后给予抗过敏治疗：枸地氯雷他定片（8.8mg，po，qd），地塞米松注射液（5mg，im，qd），葡萄糖酸钙注射液（2g，ivgtt，qd）；7月5日患者诉无皮肤瘙痒，肌肉疼痛明显缓解，并无其他不适。结合患者既往用药史，怀疑以上不良反应为英夫利昔单抗所致，遂于7月6日换用阿达木单抗注射液（40mg皮下注射）。7月7日办理出院，半月后返院注射阿达木单抗注射液治疗，患者未发生上述不良反应

四、讨论

（一）英夫利昔单抗导致迟发型过敏反应的关联性评价

本例患者被诊断为溃疡性结肠炎，中度，慢性复发型，急性期，全结肠受累。之前使用过5-氨基水杨酸制剂、糖皮质激素和免疫抑制剂等多药治疗，病情控制不佳，有使用生物制剂治疗的指征，于2020年6月22日按说明书用法用量给予静脉滴注英夫利昔单抗，并在滴注前给予了地塞米松预防过敏反应的发生，患者在输注过程中未发生不适。6月29日出现全身皮疹伴瘙痒、低热、面部水肿、关节肌肉疼痛的不良反应，此时为用药后第7天。查阅相关专家共识[3]，英夫利昔单抗的不良反应包括：输液反应、迟发型变态反应、自身抗体及药物性红斑狼疮等，其中迟发型变态反应多发生在给药后3～14天，临床表现为肌肉痛、关节痛、吞咽困难、发热、皮肤发红、荨麻疹、瘙痒、面部水肿、四肢水肿等血清病样反应。根据药物不良反应因果关系判断的5项原则：①该患者出现的不良反应与英夫利昔单抗的使用存在时间相关性；②不良反应症状符合英夫利昔单抗已知的迟发型变态反应；③停药后经过对症治疗过敏反应痊愈；④患者未再使用英夫利昔单抗，是否出现相同不良反应不明；⑤排除患者服用的其他药物和食物。故关联性评价判断为"很可能"。

（二）英夫利昔单抗导致迟发型过敏反应的可能机制

迟发型过敏反应发生的机制是由于机体将外源输注的单克隆抗体作为"异己

蛋白"，从而产生针对单克隆抗体的"二抗"——抗英夫利昔抗体（ATI），发生抗原抗体反应，导致输液反应发生并使药物效能下降[4]。患者两年前使用过英夫利昔单抗，有限的临床研究显示，随着本品停药间期的延长，迟发型过敏反应风险增高[5]。

（三）治疗方案的调整

根据专家共识[3]，对曾发生过迟发型过敏反应者，再次给药时应于给药前30 min 和给药后予糖皮质激素口服。经上述处理后仍再发者应停药。2020年7月6日本应为本例患者注射第二针英夫利昔单抗进行治疗的时间，但考虑患者2018年1月使用英夫利昔单抗联合硫唑嘌呤时发生胰腺炎，此次又发生迟发型过敏反应，若再行该药物治疗则发生不良反应的风险明显升高，建议停用英夫利昔单抗。

阿达木单抗（Adalimumab，ADA）为 TNF-α 的人源化单克隆抗体，ADA 与 TNF-α 的特异性结合可阻断 TNF-α 与内源性受体的相互作用，调节炎症活动[6]。与其他生物制剂相比，ADA 治疗效果不占优势，并不作为难治性中重度 UC 患者首选生物制剂，但其不良反应发生率较低，属于安全性较高的生物制剂，目前多用于对英夫利昔单抗不耐受者。ADA 为皮下注射药物，给药方便[7-8]。

综上所述，本例患者可换用 ADA 治疗，FDA 批准 ADA 治疗溃疡性结肠炎的剂量方案规定其开始的初始剂量为160 mg，两周后进行的第2剂为80 mg，此后每周的维持剂量为40 mg。在通过8周的治疗后患者已经显示有临床缓解的证据时患者才可以继续使用该药进行治疗[9]。本例患者使用英夫利昔单抗后大便已成形，无腹痛等症状，处于临床缓解期，建议使用 ADA 维持剂量40 mg/次，每2周1次，随时根据病情变化调整剂量。

（四）药学监护

使用 ADA 可能出现感染，良性、恶性和不明类型的新生物（包括囊肿和息肉），血液和淋巴系统紊乱，免疫系统紊乱，代谢和营养紊乱，精神紊乱，神经系统紊乱，眼睛功能异常，耳部和迷路功能紊乱，心功能紊乱等，以及因个体差异存在的风险及不良反应，应注意监测并及时处理[9]。ADA 血药浓度阈值为11.7 μg/mL，可用来筛查治疗失败与成功的患者，主动监测血药浓度，优化 ADA 治疗方案将使患者受益[7]。

五、小结

本例患者患溃疡性结肠炎多年，多药治疗效果不佳，此次虽发生了迟发型过敏反应，但患者有继续使用生物制剂治疗的强烈意愿。临床药师根据目前治疗该病的最新方法及药物，结合患者自身情况为其制定了安全、有效、经济的用药方案。

参考文献

[1] 葛均波，徐永健.内科学[M].8版.北京：人民卫生出版社，2013：385.

[2] 张烁，姒健敏.靶向肿瘤坏死因子治疗溃疡性结肠炎研究进展[J].国际消化病杂志，2008，28（3）：214-216.

[3] 中华医学会消化病学分会炎症性肠病学组.抗肿瘤坏死因子α单克隆抗体治疗炎症性肠病专家共识（2017）[J].协和医学杂志，2017，8（4-5）：239-243.

[4] Lee LY, Sanderson JD, Irving PM.Anit-infliximab antibodies in inflammatory bowel disease: prevalence, infusion reactions, immunosuppression and response, a meta-analysis[J]. Eur J Gastroenterol Hepatol, 2012, 24（9）：1078-1085.

[5] 注射用英夫利昔单抗（类克）药品说明书，修订日期2018年12月24日.

[6] 李明明，王启之.溃疡性结肠炎药物治疗的研究进展[J].胃肠病学和肝病学杂志，2017，26（4）：458-461.

[7] 张岚，胡雪，齐明明，等.阿达木单抗治疗溃疡性结肠炎的研究进展[J].胃肠病学和肝病学杂志，2020，29（2）：219-223.

[8] 汪海潮，叶晨，王晓蕾.难治性中重度溃疡性结肠炎的生物制剂治疗研究进展[J].同济大学学报（医学版），2020，41（1）：136-140.

[9] 阿达木单抗注射液（修美乐）药品说明书，修订日期2010年07月05日.

（西双版纳州人民医院　张俊芬撰写　李婷婷审修）

案例⑪ 大剂量糖皮质激素致上消化道出血

一、案例背景知识

由于糖皮质激素对血脑屏障破坏区域的水肿治疗效果较好，《颅内肿瘤周围水肿药物治疗专家共识（第1版）》（2010年）中指出，对于严重的肿瘤周围脑水肿（Peritumoral brain edema，PTBE）患者，需要快速减轻水肿时，建议使用甲泼尼龙琥珀酸钠，初始剂量是80mg/d，治疗48h；如果症状体征不缓解，可增加到160mg/d静脉滴注[1]。虽有报道临床应用甲泼尼龙琥珀酸钠剂量达500mg/d（冲击剂量），但疗程应尽可能缩短，一般不超过3d[1]。糖皮质激素使用过程中，患者往往可出现药物过敏、医源性库欣综合征、骨质疏松、高血压、高血糖、消化道出血、精神异常等药物不良反应。颅脑手术后，患者本身神经敏感度降低、抵抗力差，立即应用糖皮质激素会加重胃黏膜损伤、坏死，增加消化道出血风险。本文对临床药师参与1例颅内肿瘤术后大剂量使用糖皮质激素致上消化道出血的病例进行分析讨论，以期为临床用药提供参考。

二、病例介绍

患者，女性，51岁，体重50kg，既往有神经纤维瘤、甲状腺囊肿、结肠息肉囊肿手术病史，现服用左甲状腺素片，否认消化道疾病和消化道出血病史。主因"右脸麻木伴视力减退2个月，右侧肢体无力1个月"以"颅内占位性病变"于2019年4月16日入院。入院查体：T 36.5℃，P 96次/分，RR 20次/分，BP 91/60mmHg。辅助检查：WBC 26.26×10^9/L，NEU% 92.1%，HGB 116g/L，PLT 320×10^9/L，凝血功能、肝肾功能未见明显异常。入院诊断：①颅内占位性病变（胶质瘤，中脑、左）；②神经纤维瘤病；③甲状腺术后；④结肠术后。

三、主要治疗经过

入院第2天行左颞下入路脑干肿瘤切除术后转入ICU，予经口气管插管，呼吸机辅助呼吸，予以甘露醇注射液（125mL，ivgtt，q8h）、左乙拉西坦（0.5g，po，qd）、左甲状腺素片（50μg，po，qd）等对症支持治疗。4月18日开始予甲泼尼龙琥珀酸钠（320mg，ivgtt，qd）减轻瘤周水肿，查HGB 98g/L。4月20调整甲泼尼龙琥珀酸钠用法用量（80 mg，ivgtt，q12 h）。4月23日患者出现大便潜血阳性，查HGB 93 g/L，调整甲泼尼龙琥珀酸钠用法用量（40 mg，ivgtt，q12 h）。4月25日患者颅内压高，水肿加重，给予调整甘露醇（250 mL，ivgtt，q8 h），调整甲泼尼龙琥珀酸钠（80 mg，ivgtt，q12 h）；4月29日患者出现黑便，量较多，大便潜血阳性，未见咖啡样物及鲜血，查HGB 75 g/L。4月30日查HGB 58 g/L，临床药师受邀会诊，会诊意见：可能为甲泼尼龙琥珀酸钠致上消化道出血，建议停用甲泼尼龙琥珀酸钠，给予奥美拉唑（首次80 mg静推，之后8 mg/h持续24 h泵入）抑制胃酸；生长抑素（6 mg/d泵入）辅助止血。医师予以采纳。5月1日患者未再出现黑便，复查HGB 89 g/L，因检测患者皮质醇42.3 ng/mL，医师加用小剂量甲泼尼龙琥珀酸钠（10 mg，ivgtt，qd）治疗。5月2日后患者未再出现便血、黑便，HGB无明显下降。5月6日停用生长抑素，由于患者存在应激性溃疡风险，继续给予奥美拉唑（40 mg，ivgtt，qd）抑酸。患者经过上述治疗病情平稳，于5月16日转入普通病房。

四、讨论

（一）糖皮质激素致上消化道出血关联性评价

该患者颅内肿瘤术后予糖皮质激素甲泼尼龙琥珀酸钠降低颅内压，使用6天后患者出现上消化道出血，按照药物不良反应因果关系判断的5项原则：①该患者出现上消化道出血与甲泼尼龙琥珀酸钠的使用存在合理的时间关系；②该反应符合甲泼尼龙琥珀酸钠已知的不良反应类型；③停用甲泼尼龙并积极治疗后，患者上消化道出血症状好转；④患者未再使用甲泼尼龙琥珀酸钠，是否出现相同不良反应不明；⑤患者出现上消化道出血不排除颅内肿瘤术后应激性溃疡致出血的可能。故此分析患者出现上消化道出血与甲泼尼龙琥珀酸钠关联性判断为"可能"。

（二）患者出现上消化道出血的危险因素评价

一篇最新的关于全身性糖皮质激素对危重成人胃肠道发生率的影响荟萃分析的系统综述[2]：对于危重病人，其临床上显著胃肠道出血的患病率估计为2%～3%；机械通气、凝血功能障碍、慢性肝病和急性肾损伤可增加胃肠道出血风险；在接受全身性糖皮质激素治疗24小时以上的重症患者中，其胃肠道出血比未接受皮质类固醇治疗的患者更为常见，较高剂量的皮质类固醇（每天≥400 mg氢化可的松的量）可能风险更高。重症监护病房中的重症患者总是遭受血液动力学的一系列变化，例如缺氧，低血压等，这些情况会导致胃肠道黏膜血流减少，并导致胃肠道黏膜防御机制崩溃，从而导致应激性溃疡和胃肠道出血。

本例患者颅脑肿瘤术后，机械通气，体重50kg，使用甲泼尼龙大于40mg/d［根据《糖皮质激素类药物临床应用指导原则》（2012年），以泼尼松大于1mg/（kg·d），为大剂量[3]］，具备高出血风险；根据《质子泵抑制剂预防性应用专家共识（2018年）》[4]，具有预防性使用质子泵抑制剂（PPIs）指征。但患者住院期间未使用PPIs预防应激性溃疡，从而增加消化道出血风险。

（三）上消化道出血的治疗

上消化道出血常伴有呕血、黑便等临床症状，如不及时治疗，病情会迅速发展，可导致周围循环衰竭、出血性休克等严重并发症，严重影响患者的生命安全。根据《急性上消化道出血急诊诊治流程专家共识》（2015年）提出[5]，应先对上消化道出血患者的病情进行评估，合理选择止血药物。根据临床、实验室和内镜检查指标进行早期分层，将出血患者分为高危和低危。危险性上消化道出血的预测指标包括难以纠正的低血压、鼻胃管抽出物可见红色或咖啡样胃内容物、心动过速、血红蛋白进行性下降或 < 80g/L。具备高危因素的患者需经验性联合用药：静脉生长抑素+PPIs。对于低危患者，可采用常规剂量PPIs治疗。《急性非静脉曲张性上消化道出血诊治指南（2018年）》[6]推荐高危患者尽可能早期应用PPIs，建议在内镜诊疗前静脉给予大剂量PPIs（80mg），再持续静脉输注（8mg/h）。该患者出现大量黑便，血红蛋白进行性下降（低至58g/L），具备出血高危因素，临床药师参与治疗，建议停用糖皮质激素，及时给予对症治疗，3日后患者病情平稳。

（四）药学监护

糖皮质激素使用过程中，为避免消化道出血，临床药师需要对那些具有高危因素、使用糖皮质激素的患者，明确其既往病史及用药史，关注那些年龄大（60岁以上）、身体状况差、合并使用非甾体抗炎药物或抗凝药物、既往消化道溃疡病史的患者，对于那些需要长期、大剂量使用糖皮质激素的患者[7]，除给予PPIs预防出血外，还应在用药初期监护其排便情况，若出现腹痛、腹肌紧张、便血、黑便，应及时考虑到药物引起的消化道出血，及时告知医师采取治疗措施。

五、小结

通过对本病例分析，我们认识到，对机械通气、凝血功能障碍等具备出血高风险患者长期或大剂量使用糖皮质激素时，临床药师需要对其用药初期进行监护，早期使用PPIs预防应激性溃疡。若患者出现便血、黑便等上消化道出血症状，需要考虑药物引起的不良反应，及时停药，病情评估，制定合理的对症治疗方案，降低消化道出血并发症，保证患者用药安全。

参考文献

[1] 中华医学会神经外科学分会.颅内肿瘤周围水肿药物治疗专家共识（第1版）[J].中华医学杂志，2010，90（1）：5-9.

[2] Butler E, Moller M H. The effect of systemic corticosteroids on the incidence of gastrointestinal bleeding in critically ill adults：a systematic review with meta-analysis[J]. Intensive Care Med，2019，45（11）：1540-1549.

[3] 糖皮质激素类药物临床应用指导原则[J].实用防盲技术，2012，7（1）：38-45+19.

[4] 质子泵抑制剂预防性应用专家共识写作组.质子泵抑制剂预防性应用专家共识（2018年）[J].中国医师杂志，2018，20（12）：1775-1781.

[5] 中国医师协会急诊医师分会.急性上消化道出血急诊诊治流程专家共识[J].中国急救医学，2015，（10）：865-873.

[6] 中国医师协会内镜医师分会消化内镜专委会.急性非静脉曲张性上消化道出血诊治指南（2018年）[J].中华消化内镜杂志，2019，36（2）：77-85.

[7] 王玫，董利森.甲泼尼龙琥珀酸钠致消化道出血1例[J].北方药学，2016，13（11）：188-189.

（西双版纳州人民医院　王美华　张俊芬撰写　李婷婷审修）

案例 ⑫ 卡马西平导致史蒂文斯-约翰逊综合征

一、案例背景知识

卡马西平是一种电压依赖性钠通道阻滞剂，可抑制丘脑腹前核至额叶的神经冲动传导，属于三环类抗惊厥药，是临床抗癫痫治疗的一线药物，主要用于治疗癫痫单纯性、复杂性部分发作，以及全身性强直阵挛发作，同时也可用于治疗三叉神经痛。因其价格低廉，容易获得，临床应用日益广泛，但其引起的不良反应也不容忽视，特别是部分患者用药后易发生皮肤及皮下组织异常反应，临床表现为常见的过敏性皮炎、荨麻疹，甚至是罕见的史蒂文斯-约翰逊综合征（Stevens-Johnson syndrome，SJS）、中毒性表皮坏死松解症（toxic epidermal necrolysis，TEN）和药物超敏反应综合征等[1]。

　　SJS 与 TEN 是一类少见的、以皮肤松解坏死为特征的重症皮肤不良反应，临床表现主要为皮肤黏膜疼痛、红斑、水疱、表皮剥脱等，严重者会出现多器官受累[2]。SJS 与 TEN 区别在于表皮剥脱面积不同，SJS 患者皮肤剥脱面积小于体表面积的10%，TEN 患者的皮肤剥脱面积大于体表面积的30%，两种类型都有超过90%的患者存在黏膜受累。SJS/TEN 年发生率为1/10 000～1/100 000，平均死亡率高达20%～50%。常见可诱发 SJS/TEN 的药物包括抗惊厥药、抗抑郁药、磺胺类药、NSAIDs 及抗感染药物[3]。目前认为卡马西平引起的 SJS/TEN 与人类白细胞抗原等位基因 HLA-B*1502 的表达密切相关。

二、病例介绍

　　患者，男性，44岁，体重78kg，因"服用卡马西平后出现全身皮疹4天"于2019年7月12日入院。患者因三叉神经痛于6月22日至6月23日自行服用卡马西平片（0.1g，bid），6月24日就诊于我院门诊，考虑该药皮疹风险大，换为加巴喷丁联合醋氯芬酸缓释片，至7月1日上述两种药物使用完，患者自行再次服用卡马西平片，用法同前。7月8日下午患者出现发热，未予处理。7月9日皮肤出现散在皮疹，喉咙疼痛，影响进食，于外院就诊，怀疑为服用卡马西平所致皮疹，遂予停用并对症处理。7月10日出现全身大面积皮疹，于外院治疗（具体不详）。7月12日因外院治疗效果不佳，出现全身多处疼痛，行走困难，进食进水困难等转我院疼痛科。患者既往体健，无食物药物过敏史，发病以来睡眠、饮食差，二便正常，近期体重无明显增减。

　　入院查体：T 39℃，P 88次/分，RR 18次/分，BP 114/82 mmHg。精神欠佳，全身皮肤可见水肿性红斑伴脱皮，以颜面部、颈部、胸前为著，双眼睑皮肤红肿破溃，可见脓性分泌物，睁眼困难，面部散在脓点，唇部及口腔黏膜糜烂渗血，阴囊处皮肤破溃，口腔黏膜及喉头可见水肿。余未见明显阳性体征，疼痛评分8分。

辅助检查：7月10日外院血常规示 WBC 12.58×10^9/L，NEU% 87.8%，hs-CRP 42.89 mg/L，CREA 149.8 μmol/L。

入院诊断：剥脱性皮炎型药疹（重症药疹）。

三、主要治疗经过

患者入院当天即组织临床药学科、皮肤科、眼科等相关科室进行会诊。会诊意见一致认为患者出现的皮肤反应很可能是服用卡马西平所致，评估患者皮疹性质及范围，满足SJS诊断标准。患者入院前已停用可疑药品，目前出现发热，外院辅助检查结果显示细菌感染指标升高，不排除合并感染的可能，治疗上主要是大剂量糖皮质激素冲击治疗，辅助抗过敏治疗，抗感染治疗和其他对症治疗。因此，患者入院当天即开始使用注射用甲泼尼龙琥珀酸钠（80 mg/d）静滴冲击治疗，枸地氯雷他定片（8.8 mg，po，qd）联合维生素C注射液（3 g，ivgtt，qd）辅助抗过敏治疗，注射用头孢曲松钠（2 g，ivgtt，qd）抗感染治疗，使用生理盐水冲洗结膜囊，红霉素眼膏点眼，复方氯己定含漱液漱口，小牛血清去蛋白注射液涂抹于口腔黏膜及阴囊溃烂处以促进创面愈合。同时为了进一步确定患者皮肤反应是由服用卡马西平所致，取血行HLA-B*1502基因筛查。入院第2天患者体温高峰明显下降，Tmax 37.2℃，复查血常规无明显异常，PCT 1.4 ng/mL，血生化示ALT 123 U/L，AST 117 U/L，γ-GGT 262 U/L，血肌酐值正常。入院第3天患者颜面部、躯干及四肢皮疹明显增加，唇部、口腔黏膜及会阴部皮肤破溃加重，伴黏膜出血，但口腔黏膜及喉头水肿明显减轻，眼睑水肿改善，可睁眼活动。入院第4天，患者颜面部、躯干、四肢皮疹较前稍消退，余同前。复查血生化示ALT 303 U/L，AST 79 U/L，γ-GGT 353 U/L，HLA-B*1502基因筛查结果回报该患者HLA-B*1502 TB为野生纯合子型，理论上使用卡马西平出现致命性严重皮肤不良反应SJS/TEN综合征的风险较低。根据患者检查结果考虑肝损进一步加重，加用注射用还原型谷胱甘肽进行保肝治疗。由于病情改善较慢，患者要求转上级医院继续治疗，遂办理转院。

四、讨论

（一）如何确立患者出现严重皮肤不良反应与卡马西平使用的相关性？

我国ADR监测中心所采用的ADR评价方法主要参考UMC因果关系评价系

统，主要遵循5条原则将评价结果分为6级。遵循这个评价方法来评价本例患者出现严重皮肤不良反应与使用卡马西平之间的相关性：①患者先使用卡马西平，后出现严重皮肤不良反应，有合理的时间先后关系；②卡马西平说明书不良反应信息项下明确列出了该药可能导致的皮肤和皮下组织异常，包括很常见的过敏性皮炎、严重的荨麻疹，不常见的剥脱性皮炎、红皮症，罕见的系统性红斑狼疮样综合征、瘙痒和罕见的SJS、TEN光敏反应等，本例患者所出现的SJS符合该药品已知的不良反应类型；③患者出现皮疹当天即停用卡马西平，然后进行对症处理，但症状逐渐加重，发展成为SJS，虽然不满足停药或减量后反应消失或减轻的判断原则，但不排除患者症状重、观察时间短所致；④患者既往无食物药物过敏史，无特殊病史，起皮疹前除使用过卡马西平，还使用过加巴喷丁和醋氯芬酸缓释片，这两种药物可导致皮疹和瘙痒等不良反应，但发生严重皮肤不良反应如SJS的可能性不大，暂时可以排除原发疾病及合并用药导致严重皮肤不良反应的可能；⑤患者停药后未再使用卡马西平，鉴于患者皮肤不良反应较严重不建议进行再激发试验。综上所述可判定患者出现的严重皮肤不良反应很可能与服用卡马西平有关。

（二）如何解释患者HLA-B*1502筛查阴性却仍发生了SJS？

本例患者HLA-B*1502筛查阴性但仍发生SJS可能原因如下：①目前多项研究发现卡马西平诱导SJS/TEN的风险与某些HLA类型有关，如HLA-B*1502、HLA-B*1511、HLA-A*3101、HLA-A*2402等。而亚洲人群携带HLA-B*1502基因型的比例相对较高，因此美国FDA建议，亚洲和南非血统的患者使用卡马西平前，均应进行HLA-B*1502等位基因筛查。另一个共识小组推荐[4]，对于所有未使用过卡马西平的患者，无论其民族或种族，开始治疗前均应先筛查HLA-A*3101等位基因，因为在多数种群中均存在该等位基因。本例患者虽然是亚洲人群，按照相关推荐对重点基因HLA-B*1502进行筛查，但不排除与其他基因相关；②HLA-B*1502等位基因包含HLA-B*1502：01、HLA-B*1502：02、HLA-B*1502：03等十余个基因亚型，而我院目前使用的检测方法为原位杂交荧光染色脱氧核糖核酸测序法，此方法暂不能检测HLA-B*1502所有的基因亚型，因此不能完全肯定本例患者的HLA-B*1502为阴性；③卡马西平所致严重皮肤不良反应除与上述因素有关，还与药物代谢酶（如CYP3A4）、免疫因素、药物浓度等因素相关。综上所述，HLA-B*1502等位基因筛查只是预测卡马西平是否会出现严重皮肤不良反应的一个重要因素，而非唯一因素。

（三）患者入院治疗4天效果不明显的原因分析

目前针对SJS/TEN除了对症支持治疗外并无其他明确疗法。临床上一旦怀疑为药物诱导的SJS/TEN，应立即停用可疑药物，进行支持治疗（包括创面治疗、体液和电解质管理、营养支持、体温管理、疼痛控制及二重感染的监测或治疗）。其他药物治疗包括全身应用糖皮质激素、静脉注射免疫球蛋白、环孢素、肿瘤坏死因子抑制剂（如英夫利昔单抗）[5]。本例患者停用可疑药物后立即进行对症支持治疗，同时静脉使用甲泼尼龙琥珀酸钠，但皮疹仍日益严重，可能原因如下：①对SJS/TEN患者使用糖皮质激素冲击治疗时，一般建议应早期（最好在发病72 h内）使用，而本例患者出现皮疹4天后才于我院静脉使用糖皮质激素，用药时间延后，可能导致治疗效果不佳；②该患者除使用静脉糖皮质激素外只使用了一些辅助抗过敏药物，并未加用丙种球蛋白、免疫抑制剂等，故也可能与用药不足有关；③患者从入院到出院总共住院4天，观察期短，且卡马西平所致SJS本身属于较严重的皮肤不良反应，患者病情进展快，预后较差。

五、小结

本案例患者使用卡马西平后出现SJS，为了验证服用卡马西平与SJS之间的关系而行HLA-B*1502基因筛查，结果为阴性，与常规预测不相符。临床药师查阅大量文献资料，从多方面分析了出现上述现象的原因。启示我们面对任何临床问题都不能形成定势思维。使用卡马西平前行HLA-B*1502基因筛查固然重要，但前提是筛查方法可靠。基因筛查结果为阴性的患者在服用该药时同样需要密切监测，一旦出现皮肤不良反应需要及时停药和评估，并行进相应的处理。

参考文献

[1] 曹志豪，骆肖群.卡马西平诱发药疹与HLA-B在汉族人群中的关系[J].医学综述，2011，17（6）：923-924.

[2] Estrella-Alonso A，Aramburu JA，Gonzalez-Ruiz MY，et al. Toxic epidermal necrolysis：a paradigm of critical illness[J]. Rev Bras Ter Intensiva，2017，29（4）：499-508.

[3] Wang YH，Chen CB，Tassaneeyakul W，et al. The medication risk of Stevens-Johnson syndrome and toxic epidermal necrolysis in Asians：the major drug causality and comparison to the USA FDA label[J]. Clin Pharmacol Ther，2019，105（1）：112-120.

[4] Amstutz U，Shear NH，Rieder MJ，et al. Recommendations for HLA-B*15：02 and HLA-A*31：

01 genetic testing to reduced the risk of carbamazepine-induced hypersensitivity reactionl［J］. Epilepsia，2014，55（4）：496-506．

［5］何振丹，肖异珠.中毒性表皮坏死松解症及Stevens-Johnson综合征研究进展［J］.儿科药学杂志，2019，25（7）：62-65．

（西双版纳州人民医院　王丽梅　杨亚彬撰写　李婷婷审修）

案例 ⑬　别嘌醇致大疱性表皮坏死松解型药疹合并感染

一、案例背景知识

别嘌醇为黄嘌呤氧化酶抑制剂，通过抑制尿酸生成降低体内尿酸含量，因其经济、有效被广泛用于痛风、高尿酸血症等的治疗。但随着其临床应用的日益广泛，其引发不良反应的报道也显著增加，其中以皮疹最为常见。2013年国内公开发表的别嘌醇所致不良反应420例病例中，皮疹占42.3％[1]。包括轻度斑丘疹或危及生命的严重皮肤不良反应，如史蒂文斯-约翰逊综合征（SJS）、大疱性表皮坏死松解型药疹（又名中毒性表皮坏死松解症，toxic epidermal necrolysis，TEN）等。别嘌醇所致严重皮肤不良反应通常发生于用药后的几周或几个月，一项回顾性研究发现，90％的病例发生在服用别嘌醇后8～9周内[2]。别嘌醇诱发的严重皮肤不良反应一般被认为是药物代谢和免疫应答相关的环境与遗传因素之间相互作用的复杂过程。一旦发生严重皮肤不良反应病死率可高达30％～50％[3]，使该药的临床应用受到很大限制。

大疱性表皮坏死松解型药疹是药疹中最严重的类型，发病初可似红斑型、麻疹型或猩红热型药疹，以后皮损迅速发展为弥漫性紫红或暗红斑片且迅速波及全身，在红斑处出现大小不等的松弛性水疱和表皮松解，尼氏征阳性，稍受外力即形成糜烂面，出现大量渗出，如烫伤样外观。皮损触痛明显。口腔、眼、呼吸道、胃肠道黏膜均可累及，并可伴有显著内脏损害，全身中毒症状较重，可出现高热、恶心、腹泻、谵妄、昏迷等全身症状，如抢救不及时常因继发感染、肝肾衰竭、电解质紊乱、内脏出血等而死亡。

二、病例介绍

患者，男性，65岁，体重64kg，因"面色苍白2年余，头昏、耳鸣、乏力、心悸4天"于2013年12月3日入院。既往有脑梗死、上消化道出血、痛风性关节炎、肾功能不全病史，针对上述病史无长期、规律用药史。有4次输血史，无药物、食物过敏史，有吸烟、饮酒史，已戒烟酒2年余。

入院查体：T 36.7℃，P 80次/分，RR 19次/分，BP 160/80mmHg。重度贫血貌，可闻及早搏，心尖区可闻及收缩期杂音。皮肤黏膜苍白，无发绀、黄染、出血点及斑疹。

辅助检查：血常规示WBC 8.46×10^9/L，RBC 1.95×10^{12}/L，HGB 37g/L，PLT 479×10^9/L；hs-CRP 127.14mg/L，ESR 124.0mm/h；大便潜血（+++）；生化检查 BUN 18.22mmol，CREA 269.0μmol/L，UA 722.0μmol/L。

入院诊断：①复合性溃疡并出血；②失血性贫血；③慢性肾功能不全；④高血压3级，极高危。

三、主要治疗经过

患者入院后针对上述诊断予硝苯地平缓释片（10mg，po，q12h）联合贝那普利片（10mg，po，qd）降压，注射用泮托拉唑（40mg，ivgtt，qd）抑制胃酸分泌，铝镁混悬液（10mL，po，tid）中和胃酸、保护胃黏膜等治疗。至12月9日患者出现关节痛，发热，左足第二指可见痛风石，考虑痛风急性发作，给予双氯酚酸二乙胺乳胶外搽，疼痛未缓解。于12月12日予别嘌醇片（0.1g，po，tid）降尿酸、秋水仙碱片（1mg，po，tid）抗炎治疗。12月13日患者关节疼痛稍减轻，头昏乏力较前减轻，出现腹泻水样便3次，T 39.1℃，P 108次/分，RR 24次/分，BP 130/70mmHg，考虑口服秋水仙碱引起腹泻，予减量（0.5mg，po，qd），12月15日后患者未再腹泻。12月16日患者颜面部、胸部皮肤发红、瘙痒。12月17日患者皮肤症状加重，出现面部水肿，红斑脱屑，给予地奈德乳膏外搽，肌注氯苯那敏注射液10mg。12月22日患者发热，体温高峰达39.5℃，查PCT 28.82ng/mL，ALT 54U/L，AST 92U/L，CREA 290.0μmol/L，UA 283.0μmol/L。12月25日患者发热、寒战，全身皮肤大面积破溃、疼痛，背部可见片状破溃及渗出物，口唇、舌破溃，眼角可见脓性分泌物。请皮肤科、肾病内科、眼科、临床药学科进行多学科会诊，考虑别嘌醇致大疱性表皮松解坏死型皮炎并脓毒血症，立即停用可疑药品别嘌醇。取眼部分泌物涂片、培养，进行血培养以明确病原菌，眼分泌物涂片示G+菌，但患者感染指标较高，皮肤破溃面积大，不排除G+菌与G-菌混合感染的可能。给予美罗培南（0.5g，ivgtt，q8h）联合万古霉素（0.5g，ivgtt，q12h）抗感染治疗；氢化可的松（200mg，ivgtt，qd）冲击治疗；还原型谷胱甘肽（0.6g，ivgtt，q12h）保肝；血必净注射液（50mL，ivgtt，qd），复方氯己定漱口液漱口，妥布霉素地塞米松滴眼液滴眼，可见光光疗等。12月26日实验室检查BUN 25.3mmol/L，CREA 539.2μmol/L，UA 372.7μmol/L，K^+ 6.48mmol/L，Na^+ 127.5mmol/L，Cl^+ 96.5mmol/L，血培养阴性，诊断为脓毒血症、电解质紊乱合并多脏器损伤。12月29日患者病情无好转，家属放弃治疗签字后出院，随访患者于出院后3天死亡。

四、讨论

（一）本例患者考虑痛风急性发作后的处理是否合理

患者既往有痛风性关节炎病史，未规律服药，治疗史不详。本次入院查血尿酸722.0μmol/L，显著升高，未行特殊处理。入院第7天出现关节痛，发热，左足第二指可见痛风石，考虑痛风急性发作，给予双氯酚酸二乙胺乳胶外搽3天，疼痛未缓解，而后开始使用别嘌醇联合秋水仙碱治疗。整个处理过程存在一些不合理之处，具体表现为：

（1）降尿酸起始治疗延迟：目前国内一般推荐痛风性关节炎发作≥2次，或痛风性关节炎发作1次且同时合并以下任意一项（年龄<40岁、血尿酸>480μmol/L、有痛风石、尿酸性肾结石或肾功能损害CCR<90mL/(min·1.73m²)、高血压、糖耐量异常或糖尿病、血脂紊乱等）应立即开始药物降尿酸治疗。本例患者有痛风性关节炎病史、慢性肾功能不全［CCR 22mL/(min·1.73m²)］，血清尿酸远高于480μmol/L，但入院时并未启动降尿酸药物治疗，而是待痛风性关节炎急性发作时才予处理是不可取的。

（2）痛风急性发作药物治疗方案不符合相关指南共识推荐：痛风急性期治疗原则是快速控制关节炎的症状和疼痛，一线治疗药物有秋水仙碱和NSAIDs，当存在禁忌证或效果不佳时可短期使用糖皮质激素。因血尿酸波动可导致痛风急性发作，所以大多数指南均不建议在痛风急性发作期开始时使用降尿酸药物，须在抗炎、镇痛治疗2周后再酌情使用。本例患者痛风性关节炎急性发作后先外用

NSAIDs，效果不佳后直接加用秋水仙碱和别嘌醇，而别嘌醇在此期是不推荐的。

（二）本患者使用别嘌醇发生大疱性表皮坏死松解型药疹的危险因素及死亡原因分析

文献报道[4]，别嘌醇引发严重皮肤不良反应的危险因素主要有以下几个方面：患者个人因素（年龄、性别、体质指数、肾功能）、药物相关因素（药物剂量、给药途径、药物排泄代谢、合并利尿药）、时间相关因素（开始服用别嘌醇8～9周）及遗传因素（基因HLA-B*5801）。而本例患者为65岁男性老年患者，属于该类不良反应高发人群；且本就存在慢性肾功能不全病史，入院时血肌酐值高，CCR为22 mL/（min·1.73 m^2），起始给予别嘌醇0.1 g，tid，日剂量过大；本例患者皮疹发生于用药后第5天，比文献报道偏早，未引起足够重视；有研究报道[5]中国大陆汉族人群中，别嘌醇所致严重皮肤不良反应与HLA-B*5801有强的相关性，受检验条件限制，患者使用别嘌醇前未进行HLA-B*5801基因筛查。以上都是本例患者发生大疱性表皮坏死松解型皮疹的危险因素。

本例患者使用别嘌醇第5天即开始出现颜面部、胸部皮肤发红、瘙痒，虽采取了一些抗过敏、抗炎等对症处理措施，但未及时考虑到上述症状是药物所致的不良反应，未及时停药，后症状逐渐加重，直至第14天患者发热，感染指标显著升高，全身皮肤大面积破溃、疼痛、口唇、舌破溃，眼角可见脓性分泌物才进行多学科会诊，考虑别嘌醇致大疱性表皮坏死松解型药疹并脓毒血症才停用可疑药物，同时进行相关治疗，但此时患者已合并脓毒血症、严重电解质紊乱和多脏器功能障碍，而这些则是患者的直接死因。

（三）结合本案例总结如何预防别嘌醇引发的严重皮肤反应

别嘌醇导致的严重皮肤不良反应发生率高，发生以后处理起来棘手且病死率高，因此笔者认为应预防为主。首先严格掌握该药的适应证，确有指征使用者使用前充分评估患者的个体因素，如年龄、肾功能等，有条件的尽量完善HLA-B*5801相关基因筛查。在完成上述风险因素的评估后起始治疗应以小剂量开始，然后逐渐加量，过程中如有任何皮肤不良反应，须及时评估其与别嘌醇的相关性。若怀疑该药所致皮肤不良反应，应立即停药并进行相应的治疗。

（四）对于使用别嘌醇有严重不良反应发生风险的患者是否有同类药物可以替代

根据最新诊疗指南相关推荐，非布司他和别嘌醇同属黄嘌呤氧化酶抑制剂，都能很好地抑制尿酸生成。非布司他于2009年2月由FDA批准上市，一项Meta分析结果显示非布司他降血清尿酸的作用优于别嘌醇，且随剂量的增加效果有所加强。此外，非布司他用于轻、中度肾功能不全患者无须调整剂量，能阻止肾功能的进一步下降，对于合并肾功能不全的痛风患者存在潜在效益[5]。但2017年FDA发布安全性警示公告称与别嘌醇相比，非布司他可能增加心脏相关性死亡的风险。从经济上看，非布司他的总体费用是高于别嘌醇的。因此，如果患者使用别嘌醇有严重不良反应发生风险，可评估患者具体病情及经济承受能力等以确定可否使用非布司他作为替代治疗。

五、小结

本例患者住院期间因痛风性关节炎急性发作使用别嘌醇后出现皮疹，但未引起足够重视及时停药，最终发展成大疱性表皮坏死松解型药疹合并脓毒血症、电解质紊乱及多脏器功能障碍，经相关科室医生及临床药师会诊，停用可疑药物，使用美罗培南联合万古霉素抗感染，糖皮质激素冲击治疗等一系列抢救措施，但最终未能挽救患者生命。这警示我们临床使用别嘌醇时应特别关注其皮肤不良反应，严格掌握其使用指征，用药前充分进行风险评估，重视HLA-B*5801基因筛查，从小剂量开始使用，用药过程中严密监测患者皮肤变化，一旦出现皮肤不良反应应立即停药并进行相关处理，避免发生严重皮肤不良反应。对于有严重皮肤不良反应发生风险的患者可结合患者具体情况使用非布司他作为替代治疗。

参考文献

[1] 郑明节，汤韧，王春婷. 420例别嘌醇不良反应的文献分析[J].中国药物警戒，2014，11（4）：225-228.

[2] Ramasamy SN, Korb-Wells CS, Kannangara DRW, et al. Allopurinol hypersensitivity: A systematic review of all published cases, 1950–2012[J]. Drug Saf, 2013, 36(10): 953-980.

[3] 高杰，张晶晶，王进，等.别嘌醇致严重皮肤不良反应与江苏汉族人HLA-B*5801等位基因的相关性研究[J].药物不良反应杂志，2013，15(15)：258-262.

[4] 张琳，林阳，周迎生.别嘌醇致皮肤严重不良反应的文献综述[J].中国药师，2019，22(10)：1914-1917.

[5] 邓智远，杨健，杨文林.中国大陆汉族别嘌呤醇重症药疹病人HLA-B～*5801等位基因的检测[J].皮肤性病诊疗学杂志，2013，20(6)：379-382.

[6]杨婷，路敏，周颖，等.非布司他和别嘌醇治疗痛风有效性和安全性的Meta分析[J].中国临床药理学杂志，2015，31（2）：122-126.

（西双版纳州人民医院　王丽梅　杨亚彬撰写　李婷婷审修）

案例 14　疑似复合维生素致大疱性表皮坏死松解型药疹

一、案例背景知识

注射用12种复合维生素成分包括维生素A棕榈酯、维生素D_3、维生素E、维生素C、维生素B_1、维生素B_2、维生素B_6、维生素B_{12}、叶酸、右泛醇、生物素和烟酰胺。主要用于静脉补充维生素，适用于经胃肠道营养摄取不足患者。该药常见不良反应为恶心、呕吐、注射部位疼痛等。

大疱性表皮坏死松解型药疹又名中毒性表皮坏死松解症（toxic epidermal necrolysis，TEN），是药疹中最严重的类型之一，发病急、症状重，表现为广泛性细胞凋亡所致的表皮全层坏死，出现弥漫性鲜红或紫红色斑片，伴松弛性大疱，全身中毒症状较重，可出现高热、恶心、腹泻、谵妄、昏迷等全身症状，若抢救不及时常因继发感染、肝肾衰竭、电解质紊乱、内脏出血、呼吸衰竭等而死亡。

导致TEN的常见的药物包括解热镇痛药复方阿司匹林、安乃近、去痛片、扑热息痛等，抗生素如青霉素、头孢类、磺胺类等，抗癫痫药如卡马西平、苯妥英钠等，别嘌醇、戊巴比妥、异烟肼等多种药物也有发生[1]。

二、病例介绍

患者，男性，65岁，汉族。因不慎从3米高处坠落致头部外伤，昏迷1小时，于2014年6月11日入院。既往体健，无药物过敏史。

入院查体：T 36.6℃，P 78次/分，RR 20次/分，BP 110/60mmHg，深昏迷；双侧瞳孔不等大，左侧直径0.2cm，右侧直径0.3cm，对光反射迟钝，右额部淤青肿胀，全身皮肤无破溃、红斑及肿胀。

辅助检查：CT示双侧顶部及左侧颞部头皮血肿，左侧颞顶枕骨骨折；右侧额颞顶枕部硬膜下出血，量约105mL；双侧顶叶及右侧额颞叶脑挫裂伤出血；蛛网膜下腔出血；脑肿胀；脑疝形成可能；双肺下叶病灶。血常规示 WBC $36.19 \times 10^9/L$，NEU% 83.4%，EOS% 0.44%，PLT $228 \times 10^9/L$；ALT 31.0 U/L，AST 41 U/L，CREA 86.5 μmol/L；K^+ 3.29 mmol/L，Na^+ 140.3 mmol/L，CK 154 U/L，CKMB 92 U/L。

入院诊断：①创伤性脑出血；②重型颅脑损伤；③右侧颞顶枕硬膜下血肿；④蛛网膜下腔出血，脑肿胀；⑤脑疝形成。

三、主要治疗经过

患者入院后完善术前准备，在全麻下行"右侧开颅血肿清除术+去骨瓣减压术+气管切开术"，术后转入ICU，一级护理，禁饮食，止血、脱水、抑酸、抗感染、营养、呼吸机辅助呼吸等对症支持治疗。至6月17日患者清醒，脱呼吸机。查体：神清，一般情况欠佳，生命体征平稳，头部创口干燥无渗出，双侧瞳孔等大等圆，对光反射可，皮肤黏膜无淤血、淤斑。

药物治疗方案为：6月17日至7月5日给予0.9%氯化钠注射液250 mL+灯盏花素2支，ivgtt，qd；5%葡萄糖注射液100 mL+左卡尼汀2g，ivgtt，q12h。6月20日至7月1日给予复方氨基酸（20 AA）250 mL+丙氨酰谷氨酰胺 20g，ivgtt，qd；0.9%氯化钠注射液250 mL+依达拉奉30 mg，ivgtt，qd。7月2日至7月5日给予复方氨基酸（20 AA）250 mL+丙氨酰谷氨酰胺 20g+12种复合维生素1支，ivgtt，qd；6月20日至7月5日给予0.9%氯化钠注射液250 mL+依替米星0.15g，ivgtt，qd。7月1日至7月11日5%葡萄糖注射液500 mL+脑苷肌肽10 mL+胰岛素5 U，ivgtt，qd。

患者7月2日下午出现口唇红肿，7月3日出现前胸、双腋下、后背部皮肤红斑、水疱。请皮肤科会诊考虑湿疹，给予对症处理，病情无改善并进一步加重。7月4日出现前胸、双上肢、双侧胸、后背、腹部、颈部多发成片红斑、水疱，后背水疱破裂。7月5日全身多处皮肤成片红斑、水疱、双上肢水疱自行破裂，溃面鲜红，有渗液，皮肤科医师及临床药师会诊考虑大疱性表皮坏死松解型药疹，停用可疑药物12种复合维生素及其他并用药物，给予还原型谷胱甘肽（1.2g，ivgtt，qd）保肝；甲泼尼龙（160 mg，ivgtt，qd；3日后减量为80 mg，qd）、10%葡萄糖酸钙（20 mL，ivgtt，qd）；枸地氯雷他定（8.8 mg，鼻饲，qd）抗炎及过敏；头孢哌酮钠舒巴坦钠（2g，ivgtt，q8h）抗感染，以及保持水、电解质平衡等综合治疗。

7月8日患者病情无好转,本院医务部组织了神经外科、ICU、烧伤科、皮肤科、临床药学科进行多学科会诊。查体:患者神志恍惚,T 38.0℃,P 110次/分,RR 24次/分,BP 126/75 mmHg,呼吸机辅助呼吸SpO₂>90%;口腔黏膜舌苔增厚,全身皮肤弥漫性红斑,躯干四肢近心端大片表皮剥脱,尼氏征(+),颈、腋窝、阴囊、腹股沟处见较多分泌物。3次分泌物培养查到铜绿假单胞菌及肺炎克雷伯菌,PCT 2.60 ng/mL,血常规示WBC 3.24×10^9/L,LYM% 33.0%,NEU% 58.7%,EOS% 0,PLT 446×10^9/L;CT示颅内出血基本吸收,脑肿胀较前明显吸收。通过会诊进一步明确了诊断和治疗方案,诊断:①大疱性表皮坏死松解型药疹并感染;②创伤性脑出血;③重型颅脑损伤;④右侧颞顶枕硬膜下血肿;⑤蛛网膜下腔出血;⑥脑肿胀;⑦脑疝形成;⑧肺部感染。简化用药,避免交叉过敏。给予呋氧散外敷,夫西地酸软膏外搽、灯烤以保持皮肤干燥。加强抗感染治疗,给予0.9%氯化钠注射液100 mL+美罗培南0.5 g,ivgtt,q8 h;0.9%氯化钠注射液250 mL+万古霉素1 g,ivgtt,q12 h;补充白蛋白。

7月21日晚患者出现血压下降、呼吸窘迫,尿量减少,22:21出现呼吸、心跳骤停,经抢救无效死亡。

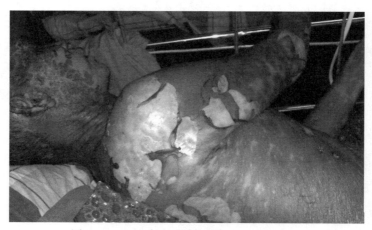

图3-14-1 患者大疱性表皮坏死松解型药疹

四、讨论

(一)导致本例大疱性表皮坏死松解型药疹的可疑药物分析

患者入院给予药物品种较多,所用药物都有可能发生过敏反应,但从药物使用时间及皮疹出现时间分析,12种复合维生素相关性较大。患者使用灯盏花素、左卡尼汀、复方氨基酸、丙氨酰谷氨酰胺时间比较长，使用过程中未出现皮疹，7月2日在复方氨基酸（20AA）250mL及丙氨酰谷氨酰胺20g中加入12种复合维生素1支，ivgtt，qd，其余用药未变。7月2日下午患者出现口唇红肿，新加药物为12种复合维生素，并且联用复方氨基酸（20AA）及丙氨酰谷氨酰胺，也不排除配伍后产生相互作用导致过敏反应的发生。7月2日至7月5日一直使用12种复合维生素，皮疹也相应呈现逐渐加重趋势。

查阅文献未发现12种复合维生素导致大疱性表皮坏死松解型药疹的报道，但其成分复杂，有引起过敏性休克、喉头水肿等严重过敏反应的报道[2-3]，且其成分之一——维生素B$_1$不宜静脉注射，宜肌注[4]。同时基本排除原发疾病所致皮疹，综上所述，本例严重皮疹的致敏药物考虑为12种复合维生素的可能性大。

（二）大疱性表皮坏死松解型药疹的预防和救治

大疱性表皮坏死松解型药疹重在预防，因其危害严重，病死率高，在应用常见致敏药物时应加以密切监护，一旦出现皮疹，尽早停用可疑药物。若已发生严重皮疹，应尽早给予大剂量糖皮质激素控制病情，可联合静脉注射用人免疫球蛋白[5]，保持水和电解质平衡，及时有效预防和控制感染，保肝护肾，并加强病变皮肤的护理和治疗。

五、小结

本例患者因脑外伤行相关手术，恢复期使用多种药物，术后约半个月开始出现皮疹，并迅速发展为大疱性表皮坏死松解型药疹。结合皮疹出现的时间、药物应用时间相关性及药物安全性，考虑12种复合维生素为致敏药物的可能性大。立即停用可疑药物及其他非主要治疗药物，并给予大剂量糖皮质激素及对症支持治疗，症状无明显好转，患者皮肤出现严重感染。患者因基础疾病较重，又出现严重药物不良反应，继发一系列并发症，最终抢救无效死亡。本案例提示医护人员在用药过程中应密切监护，发现药物不良反应应及时停用可疑药物，对不良反应的判断不应局限于说明书的记载。

🔖 **参考文献**

[1]徐航，陈小芳，王文公，等.去痛片致大疱松解表皮坏死松解型药疹死亡1例[J].疑难病杂志，2014，13（11）：1196-1196.

［2］陈鹏英，刘乖丽，杨松，等.大疱性表皮坏死松解型药疹211例临床分析［J］.皮肤病与性病，2018，40（3）：314-317.

［3］徐萌，张恩施，梁立峰，等.12种复合维生素致急性喉头水肿2例［J］.中国现代应用药学，2013，30（6）：695-695.

［4］国家基本药物处方集编委会.国家基本药品处方集［M］.北京：人民卫生出版社，2010：414.

［5］张娜，韩世新，朴永君，等.糖皮质激素联合静脉注射用人免疫球蛋白成功治疗儿童中毒性表皮坏死松解症3例［J］.临床皮肤科杂志，2013，42（11）：700-701.

（西双版纳州人民医院　李婷婷撰写　刘海燕审修）

案例 ⑮ 疑似复方甘草酸苷及多烯磷脂酰胆碱致横纹肌溶解

一、案例背景知识

横纹肌溶解（rhabdomyolysis，RM）是指各种创伤性和非创伤性因素引起横纹肌损伤，肌细胞膜完整性被破坏，肌红蛋白、肌酸激酶（creatine kinase，CK）等酶类、小分子及毒性物质释放进入体循环，造成组织器官损伤的一组临床综合征[1]，有时病情凶险可危及生命。其临床特征为肌痛，肌红蛋白尿导致的红色至棕色尿，以及血清肌酶（包括CK）水平升高[2]。常见病因包括过量运动、肌肉挤压伤、甲状腺功能异常、糖尿病病史、自身免疫性疾病、感染、药物等[3-4]。

二、病例介绍

患者，女，汉族，46岁，体重65kg。2017年11月2日在我院诊断腰椎结核，2017年11月2日至2018年2月3日给予口服利福平胶囊（0.6g，qd）、异烟肼片（0.3g，qd），盐酸乙胺丁醇片（0.75g，qd），吡嗪酰胺片（0.75g，bid）抗结核治疗。2018年2月3日复查发现肝功能损伤，ALT 314U/L，AST 343U/L，门诊以"药物性肝损伤"收入院。住院期间给予5%葡萄糖注射液250mL+注射用复方甘草酸苷160mg，ivgtt，qd；5%葡萄糖注射液250mL+多烯磷脂酰胆碱注射液10mL，ivgtt，qd。患者自觉症状有所好转，未复查肝功能，于2018年2月7日出院。出院后继续服用利福平、异烟肼、盐酸乙胺丁醇及吡嗪酰胺，3天后未再服用。2018年3月6日在我院门诊复查肝功能：ALT 408U/L，AST 554U/L，总胆红素158.3 μmol/L；血常规示 WBC 7.60 × 10⁹/L、EOS% 7.50%、RBC 4.63 × 10¹²/L、PLT 231 × 10⁹/L。门诊以"腰椎结核、药物性肝损伤"再次收入院。患者否认遗传病史，无手术、外伤及输血史，无糖尿病病史，否认药物、食物过敏史。

入院体格检查：T 37.1℃，P 86次/分，RR 20次/分，BP 152/82 mmHg，神清，精神可，全身皮肤及巩膜中度黄染，无皮疹及出血点，浅表淋巴结未触及肿大。3月7日实验室检查示CK 66 U/L，CK-MB 16.0 U/L，B型钠尿肽23.00 pg/mL，HIV阴性，尿常规正常。3月9日肝功能示ALT 207 U/L，AST 204 U/L，白蛋白 34.1 g/L，总胆红素93.0 μmol/L，直接胆红素 57.7 μmol/L，间接胆红素 35.3 μmol/L，总胆汁酸 42.5 μmol/L，碱性磷酸酶 90 U/L，γ-谷氨酰转移酶 182 U/L。甲状腺功能正常，血糖正常。诊断：①腰椎结核；②药物性肝损伤。

三、治疗经过

2018年3月6日，患者入院完善相关检查，因药物性肝损伤给予保肝治疗，3月6日至3月17日给予5%葡萄糖注射液250 mL+多烯磷脂酰胆碱注射液10 mL，ivgtt，qd；5%葡萄糖注射液250 mL+注射用复方甘草酸苷160 mg，ivgtt，qd。3月12日复查血常规示WBC 6.51 × 10⁹/L、EOS% 6.90%、NEU% 54.2%、RBC 3.87 × 10¹²/L，PLT 214 × 10⁹/L。3月15日复查肝功能示ALT 59 U/L，AST 79 U/L，总胆红素 60.3 μmol/L，直接胆红素 32.1 μmol/L，间接胆红素 28.2 μmol/L，总胆汁酸 3.9 μmol/L，CK 463 U/L，CK-MB 27.0 U/L。患者3月16日出现下肢麻木、肌肉疼痛伴无力，头晕、恶心，双下肢疼痛持续加重伴无力，尿少，色黄。3月17日CK 3234 U/L。3月18日CK 6151 U/L，肌钙蛋白I 1900 ng/mL、肌红蛋白 2000 ng/mL，尿液为酱油色，尿常规：隐血（++）。为进一步明确诊断及治疗，主管医生邀请临床药师会诊，临床药师查看患者用药情况，不排外复方甘草酸苷、多烯磷脂酰胆碱导致横纹肌溶解，立即停用上述药物，给予营养心肌、护肾、碱化尿液、促进药物排泄等综合治疗。用药建议：5%葡萄糖注射液500 mL+维生素C注射液3 g，ivgtt，qd，碳酸氢钠注射液（250 mL，ivgtt，qd），肌苷片（0.2 g，po，tid）；同时予血液灌流治疗，主管医生遵会诊意见。3月19日，患者病情继续加重，双下肢疼痛，不能活动，感胸闷不适加重。实验室检查提示：ALT 121 U/L，AST 405 U/L，白蛋白29.9 g/L，总胆红素 35.3 μmol/L，间接胆红素 13.0 μmol/L，直接胆红素 0.0 μmol/L，尿素 7.3 mmol/L，CREA 70.2 μmol/L，尿酸376.70 μmol/L，二氧化碳结合力30.0 mmol/L，Ca²⁺ 1.84 mmol/L，K⁺ 3.70 mmol/L，

Na$^+$130.4mmol/L，Cl$^-$90.5mmol/L，CK 8000U/L，CK-MB 268.00U/L，乳酸脱氢酶1842U/L； GLU9.31mmol/L；B型钠尿肽4560pg/mL。患者肌酶明显升高，肌损伤继续加重，病情较危重，立即转ICU进一步诊治，予CRRT治疗及保护脏器功能、抗感染、维持血流动力学、维持水和电解质平衡、抗心衰等治疗。3月21日，血常规示WBC 33.03×10^9/L、NEU% 86.3%、RBC 4.58×10^9/L、HB 145g/L、PLT 91×10^9/L；尿培养示白色念珠菌阳性。肝肾功能、心肌酶检查示ALT 339U/L，AST 696U/L，CREA 103.2μmol/L，CK 14316U/L，CK-MB 131.00U/L。3月24日07：21突发心脏骤停，患者无自主呼吸心跳，血压、氧饱和度测不出，双侧瞳孔散大，直径9.0mm，对光反射消失，立即给予肾上腺素注射液静推，胸外心脏按压，呼吸机辅助通气等积极抢救，最终抢救无效死亡。死亡原因考虑为左心衰竭合并急性肺水肿。死亡诊断：①左心衰竭合并急性肺水肿；②多脏器功能衰竭；③药物性肝损害；④横纹肌溶解综合征；⑤代谢性酸中毒；⑥腰椎结核。

四、讨论

（一）横纹肌溶解综合征与药物相关性分析

本例患者因腰椎结核口服利福平、异烟肼等药物进行抗结核治疗，11天后出现肝功能损伤入院治疗，给予静滴复方甘草酸苷及多烯磷脂酰胆碱5天后出院，住院期间患者未诉肌肉疼痛症状，出院后再次服用抗结核药物3天，又出现肝功能损伤，再次入院。入院时查CK正常，给予静滴复方甘草酸苷及多烯磷脂酰胆碱10天，出现下肢麻木、疼痛，头晕、恶心，双下肢疼痛持续加重伴无力，尿少，酱油尿，CK持续升高，肌钙蛋白、肌红蛋白升高，患者横纹肌溶解综合征诊断明确。患者住院期间无过量运动、肌肉挤压伤等致病因素，排外甲状腺功能异常、糖尿病等病因，结合患者情况考虑为药物性横纹肌溶解综合征。患者第2次住院仅使用了多烯磷脂酰胆碱注射液及注射用复方甘草酸苷，临床药师查阅相关文献，得知有报道4例患者口服多烯磷脂酰胆碱引起肌肉关节疼痛，1例静脉给药引起肌肉疼痛[5]；有报道多例口服或静脉给予复方甘草酸苷引起横纹肌溶解[6-7]。复方甘草酸苷引起的横纹肌溶解综合征与低钾相关[8-9]，低血钾可影响糖原合成，使肌肉收缩过程中能量生成减少，肌细胞膜转运电位降低，导致肌肉损伤[8]。由于该患者使用可疑药物期间未行血钾检查，其血钾水平与横纹肌溶解综合征的相关性不明确。

按照药物不良反应因果关系判断的5项原则：①该患者出现横纹肌溶解综合征与复方甘草酸苷及多烯磷脂酰胆碱使用存在合理的时间关系；②该反应符合两药已知的不良反应类型；③停用可疑药物后相关各项指标未恢复正常；④患者未再使用前述药物，是否出现相同不良反应不明；⑤患者出现的横纹肌溶解症状，无法用患者病情进展等来解释。故此分析患者出现的横纹肌溶解综合征很可能是复方甘草酸苷、多烯磷脂酰胆碱的不良反应。

（二）横纹肌溶解综合征的治疗

横纹肌溶解综合征主要采取对症支持治疗，包括以下3个方面：第一，早期诊断及提前预防是救治的关键，尽可能查找原因阻止进一步的横纹肌损伤；第二，预防急性肾功能衰竭，并迅速识别潜在的危及生命的并发症；第三，尽快采取综合治疗，如利尿、碱化尿液、血液净化治疗（首选CRRT）清除体内炎症介质，营养心肌、护肾等治疗。

五、小结

本案例为罕见的静滴复方甘草酸苷及多烯磷脂酰胆碱致横纹肌溶解综合征的病例，从案例中总结经验教训：在药物使用前应充分了解药物的药理作用、不良反应、相互作用，密切监护患者的临床症状及实验室指标情况，一旦发现药物不良反应，立即停用可疑药物，积极对症处置，保障患者临床用药安全、合理、有效。

参考文献

[1] Zimmerman J L, Shen M C. Rhabdomyolysis [J]. Chest, 2013, 144(3): 1058-1065.

[2] Torres PA, Helmstetter JA, Kaye AM, et al. Rhabdomyolysis: pathogenesis, diagnosis, and treatment [J]. Ochsner J, 2015, 15(1): 58-69.

[3] Rawson ES, Clarkson PM, Tarnopolsky MA. Perspectives on exertional rhabdomyolysis [J]. Sports Med, 2017, 47(1): 33-49.

[4] 刘艳, 应俊, 吴红华, 等. 横纹肌溶解症62例诊治分析 [J]. 浙江医学, 2019, 41(15): 1641-1643.

[5] 文晓玲, 张海浪. 多烯磷脂酰胆碱不良反应文献 [J]. 中国药物警戒, 2020, 17(8): 526-

529）.

[6]陈大仓，陈秀琴.复方甘草酸苷致横纹肌溶解症、尿酸氮异常1例[J].临床军医杂志，2011，39（3）：431.

[7]曹栋，杜静，刘华强.复方甘草酸苷致横纹肌溶解症1例[J].药物流行病学杂志，2014，23（1）：63.

[8]张寒钰.复方甘草酸苷致严重低血钾与横纹肌溶解[J].药物不良反应杂志，2014，16（2）：123.

[9]李长青，哈斯，刘东华，等.复方甘草酸苷致严重低血钾、横纹肌溶解和肾功能损伤[J].药物不良反应杂志，2015，17（3）：225.

（西双版纳州人民医院　刘海燕　谢颖撰写　李婷婷审修）

第四章 急性中毒救治精选案例

案例 ① 吗啡缓释片中毒

一、案例背景知识

吗啡是中、重度癌痛治疗的首选药物〔原卫生部《癌症疼痛诊疗规范（2011年版）》〕，在晚期癌症患者中的使用是非常普遍的。癌痛重度疼痛患者的吗啡使用量往往超过常规剂量，用药不规范或管理不当容易造成严重后果。

二、病例介绍

患者，男，52岁，48kg。因乙状结肠低分化腺癌造瘘术后7月余，给予奥沙利铂、多西他赛、卡培他滨化疗7个周期，恢复可。患者2月前突感头痛不适，伴呕吐，呕吐胃内容物，无咖啡渣样物，呕吐为非喷射性；伴左眼睑下垂，睁眼困难，在门诊给予脱水治疗后有所好转。4天前症状加重，为复查及进一步治疗于2014年6月24日入住普外科。

入院查体：T 36.6℃，P 78次/分，RR 18次/分，BP 110/70mmHg。一般情况欠佳，全身皮肤、巩膜无黄染；瞳孔等大等圆，左4.0mm，右4.0mm，对光反射消失，双目失明，双眼睑下垂，睁眼困难。病理检查：（乙状结肠）低分化腺癌。MRI示椎体转移瘤；侵袭性垂体瘤。入院诊断：①乙状结肠低分化癌；②横结肠造瘘术后；③乙状结肠低分化癌7次化疗后；④垂体瘤；⑤左肾多发结石；⑥左眼外直肌麻痹；⑦低钠血症。入院后给予镇痛、营养支持、维持水及电解质平衡等治疗。

三、主要治疗经过

入院以来患者诉头痛、腰部疼痛，无法睡眠，精神饮食差。因癌痛影响生活质量，自2014年6月26日起医嘱给予盐酸吗啡缓释片（30mg，po，q12h）镇痛治疗。7月2日14：00患者自行增大剂量口服90mg，17：00患者出现呼吸呈叹息样，颜面口唇发绀，双肺呼吸音减弱，四肢冷，继之意识丧失，呼之不应。立即予鼻导管内吸氧，开通静脉通道，给予葡萄糖氯化钠注射液（500mL，ivgtt，qd），心电监护示：P 150次/分，RR 5～8次/分，BP 90/60mmHg。瞳孔散大固定，左3mm，右4mm，SpO_2 80%，肺部听诊未闻及干、湿性啰音，心律齐。临床药师会诊，结合用药史考虑吗啡过量中毒致呼吸衰竭。吗啡中毒典型症状为呼吸抑制、针尖样瞳孔，该患者瞳孔未缩小与垂体瘤有关。会诊意见：诊断为吗啡过量中毒，建议给予阿片受体拮抗剂纳洛酮解救，首剂0.9%氯化钠注射液30mL+纳洛酮注射液1mg，缓慢静推，后续根据患者意识、呼吸恢复情况调整纳洛酮剂量；保持呼吸道通畅，头偏一侧，及时清理口腔分泌物；吸入氧气充分湿化，氧流量可控制在3～4L/min，禁用呼吸抑制剂。会诊意见被采纳。立即静推纳洛酮注射液1mg，约5分钟后患者意识逐渐恢复，呼吸明显恢复至15～20次/分，心率逐渐下降至110次/分，SpO_2上升至90%。19：25患者再次出现意识丧失，呼吸抑制，RR 5～9次/分，再次静推0.9%氯化钠注射液30mL+纳洛酮注射液1mg后患者好转。临床药师考虑吗啡缓释剂持续释放药物，建议给予0.9%氯化钠注射液50mL+纳洛酮2mg，静脉泵入4mL/h。经上述处理后患者呼吸、意识逐渐恢复。23：00转入重症病房进行监护治疗，查体：T 36.9℃，P 90次/分，RR 14次/分，BP 94/69mmHg，SpO_2 98%。7月3日再次使用给予0.9%氯化钠注射液50mL+纳洛酮2mg静脉泵入4mL/h。查体：患者神志清楚，对答切题，生命体征平稳，转回普外科继续治疗。2014年7月10日患者出院。

四、讨论

（一）吗啡中毒的判断依据

吗啡是重要的阿片类生物碱，具有强大的镇痛、镇静、镇咳作用，常用于剧烈疼痛及麻醉前给药[1]。吗啡缓释片及控释片因使用方便、止痛效果好，常用于第三阶梯癌痛的镇痛治疗。过量使用吗啡可导致急性中毒，其典型临床表现为针尖样瞳孔和呼吸抑制。毒理机制为直接抑制呼吸中枢，使其对CO_2的敏感性下降，出现呼吸抑制，嗜睡状至昏迷、骨骼肌松弛、皮肤湿冷，有时可出现心跳过缓和低血压。极度过量时出现呼吸暂停、深昏迷、循环衰竭、心脏停搏、死亡。

吗啡的急性中毒剂量为0.06g，致死量为0.25g[2]。本例患者自行服用90mg后出现呼吸抑制的典型症状，但未出现针尖样瞳孔。考虑患者患有垂体瘤影响了瞳孔的变化，迅速做出吗啡过量中毒的诊断。

（二）吗啡中毒的救治措施

纳洛酮是特异性阿片类拮抗剂，通过竞争性结合阿片受体而阻断并取代阿片样物质与受体结合。吗啡中毒后迅速使用纳洛酮，可解除其对呼吸中枢的抑制，纠正因呼吸抑制缺氧导致的一系列临床表现[3]。本例患者使用纳洛酮2h后再次出现呼吸抑制，临床药师考虑可能与吗啡的剂型有关。盐酸吗啡缓释片达峰时间一般为服后2～3h，消除半衰期为3～5h[4]。而纳洛酮静脉注射1～3min即可起效，消除半衰期为30min[3]，故临床药师建议纳洛酮泵入给药，起到了持续的解毒作用。

（三）临床药师对吗啡应用患者的药学监护

为达到有效控制疼痛，同时避免毒性反应的发生，临床药师对患者及家属进行正确合理使用吗啡缓释片的药学教育，交代患者服用吗啡缓释片应遵医嘱定时服用，且不得掰开或嚼碎服用。通过药学服务提高患者及家属的依从性，保证用药的安全性和有效性。

五、小结

本例吗啡中毒事件的发生是患者未按医嘱定时定量用药，私下囤药并自行加大剂量服用所致。提示医务人员要严格执行麻醉药品管理制度，医师为住院患者开具麻醉药品应逐日开具，护士应按次发药，看服到口，避免患者私自囤药，从而保证用药安全、有效。

在本例吗啡过量中毒患者救治过程中，临床药师运用自身专业知识优势，凭借对药物代谢动力学及毒理学领域知识的熟练掌握，参与药物治疗方案的设计和药学监护，在疾病诊断及药物治疗方面发挥了积极的作用。

参考文献

[1]边慧娟，郭雅琼，李志伟.盐酸吗啡过量致呼吸衰竭抢救成功1例[J].中国误诊学杂志，2009，9（11）：2523.

[2]李婷婷，刘海燕，马志强.西双版纳地区常见急性中毒救治手册[M].广州：世界图书出版

公司, 2016: 148.

[3] 王红霞. 急性左心衰应用吗啡中毒后纳洛酮解救体会 [J]. 中外医疗, 2001, 1: 11.7

[4] 陈新谦, 金有豫, 汤光. 新编药物学 [M]. 17版. 北京: 人民卫生出版社, 2011, 165-165.

（西双版纳州人民医院　刘海燕撰写　李婷婷审修）

案例 ② 儿童服用大剂量氯氮平致急性中毒

一、案例背景知识

氯氮平最早于20世纪50年代应用于临床，是第一个非典型抗精神病药。其药理作用复杂，可与多种受体结合，不仅能缓解精神分裂症患者的阳性症状、阴性症状，还能改善认知障碍和行为紊乱，降低患者自杀风险，且无催乳素水平增高和锥体外系不良反应，在世界范围内应用十分广泛，我国氯氮平的使用率达39.0%[1]。由于误服、自杀等原因，氯氮平急性中毒时有发生，其中毒后死亡率高达12%[2]。

氯氮平中毒的严重程度与剂量有关。其有效剂量为200～450mg/d，最大剂量为900mg/d，剂量大于450mg/d时中毒风险增大[3]。氯氮平中毒的致死血药浓度为4.4μg/mL以上。其中毒症状与受体理论一致，包括：心血管系统（心动过速，低血压，心律失常少见）；神经系统（嗜睡，精神错乱，定向障碍，谵妄，昏迷，抽搐）；自主神经系统（流涎过多，瞳孔扩大，视物模糊，呼吸抑制）[4]。氯氮平中毒目前尚无特效解毒药或拮抗剂，主要应用催吐、导泻、洗胃和血液净化处理，并给予各项对症支持治疗。

二、病例介绍

患儿，女，13岁11月，以"意识障碍4小时，心肺复苏后41分钟"为主诉由120急救车送至我院。患者入院前4小时突然从卧室冲到客厅，挣扎状，步态不稳，语言不清，家长将其扶至沙发上躺下，10分钟后出现意识不清。急送至当地医院就诊，抽血时出现躁动，予地西泮静注后缓解，头颅CT无异常，心电图示窦性心动过速，基线漂移，诊断不明，建议转上级医院诊治，遂由120转至我院，转院途中患儿出现心率下降至40～50次/分，呼吸尚可，予心肺复苏约10分钟，到达医院抢救室心率为0次/分，无自主呼吸，继续行心肺复苏，静推肾上腺素，予液体复苏、纠酸等治疗约5min后心率升至110次/分。气管插管，呼吸机辅助通气，同时以"抽搐、意识障碍，心肺复苏后"转入ICU治疗。

入院查体：T 34.5℃，P 132次/分，RR 18次/分，BP 141/71mmHg，SpO_2 97%，GCS评分2分，神志不清，昏迷状态。口唇苍白，口周无发绀，双眼睑无明显水肿，球结膜水肿，双侧瞳孔等大等圆，对光反射消失。双肺呼吸音粗，未闻及干、湿啰音；心音有力，律齐；肠鸣音减弱，2次/分；四肢肌张力降低，腹壁反射消失，膝腱反射、跟腱反射未引出，巴氏征、克氏征、布氏征阴性，CRT 2s。

辅助检查：头颅CT示未见明显异常，血常规、凝血5项、肝功能及心肌酶正常，心电图提示窦性心动过速，基线漂移。血气分析示pH 7.4，Lac 3.0mmol/L，GLU 8.79mmol/L。血生化示Ca^{2+} 1.5mmol/L，K^+ 2.28mmol/L，Na^+ 187.4mmol/L，GLU 19.57mmol/L。

既往史及家族史：平素体健，否认特殊家族遗传病史，家长否认毒物接触史。

入院诊断：①意识障碍原因待查（中毒？颅内占位？心源性因素？）；②呼吸衰竭；③缺血缺氧性脑损害；④低钾血症；⑤高钠血症；⑥应激性高血糖；⑦失代偿性代谢性酸中毒；⑧心肺复苏后。

三、主要治疗经过

入院第1天予呼吸机辅助通气，监测生命体征，甘露醇降颅压，肾上腺素升压强心、胰岛素泵入维持降糖、纠正电解质紊乱等对症治疗，同时行腰椎穿刺和脑脊液检查，血毒物筛查，呼吸道病毒抗原、心脏彩超、心电图等检查。第2天血毒物筛查回报氯氮平血液浓度为4.0μg/mL（正常血药浓度<0.3μg/mL），脑脊液生化常规大致正常，明确诊断为"氯氮平中毒"。临床药师立即查阅氯氮平相关药代动力学资料，考虑该药无特效解毒药，且患儿服药时间长，建议行血液净化，反复洗胃，盐水灌肠，开塞露导泻及口服活性炭吸附残留药品等治疗，停用肾上腺素，换用去甲肾上腺素升压，医生接受建议立即予床旁血液灌流及其他治疗。第3天患儿查血生化示血钾0.72mmol/L，肌酸激酶7333U/L，血清肌红蛋白>1200ng/L，补充诊断"横纹肌溶解"，复查氯氮平血药浓度为3.2μg/mL，继续行血液灌流及其他治疗措施，对症补钾补液。第4天复查氯氮平血药浓度为

2.2 μg/mL，患儿出现中枢性尿崩，予垂体后叶素泵入维持。第5天氯氮平血药浓度为 1.1 μg/mL，血钾仍低，出现顽固性高血糖，胰岛素泵入不易纠正，无自主呼吸。第6天氯氮平血药浓度为 0.6 μg/mL，第7天为 0.1 μg/mL，但患儿病情较重，无自主呼吸，家长要求放弃治疗，拔除一切管路，患儿心跳、呼吸停止，宣布临床死亡。

四、讨论

（一）案例中患儿氯氮平中毒救治措施分析

本患儿以突发意识障碍为主要临床表现入院，家长否认毒物接触史，入院时 CT 未见明显异常，不排除中毒可能，入院后急送血毒物分析，最终确诊为氯氮平中毒。一般急性中毒的救治措施主要包括：复苏及稳定生命体征、消除毒物、应用特效解毒药和对症支持治疗。对于本例患儿已明确了具体的中毒药物，掌握中毒药物的药代动力学参数更有利于针对性地制定救治措施。

氯氮平说明书提及其为有机化合物，分子量为 326.83 Da，口服吸收迅速而完全，吸收后广泛分布到各组织，尤其是脂肪组织，并可通过血脑脊液屏障，生物利用度为 50%～60%，血浆蛋白结合率高达 97%，表观分布容积（Vd）为 4.04～13.78 L/kg。服药后约 3.2 h 达血浆峰浓度，消除半衰期平均 9 h，主要经肝脏代谢，大约 50% 的给药量随尿液排泄，30% 随粪便排泄。氯氮平血药浓度个体差异很大，女性病人的血清药物浓度明显高于男性病人，吸烟可加速代谢，肾脏清除率及药物代谢在老年人中明显减低。氯氮平中毒目前尚无特效解毒药或拮抗剂。所以针对本例患儿的解毒措施主要包括：

（1）复苏及稳定生命体征：患儿入我院前已有长时间心肺复苏史，复苏成功后予气管插管呼吸支持，因血压下降予液体复苏及肾上腺素强心升压。

（2）本例患儿入院时服药时间、服药剂量等不清楚，因家长否认毒物接触史，虽怀疑中毒但无依据未进行相应处理，结合毒物分析结果氯氮平的血药浓度为 4 μg/mL，远大于正常血药浓度（0.3 μg/mL）上限，判定患儿中毒时间长，服药剂量大。根据药物的药代动力学特点，此时胃内残留可能不多，理论上洗胃获益不大，但考虑胃黏膜有许多皱襞，仍有可能残留少量药物且很难一次性清洗干净，所以仍进行了反复多次洗胃、盐水灌肠、开塞露导泻、口服活性炭吸附、补液促排泄等来清除毒物；对于已经吸收入血的药物，结合氯氮平药代动力学特征采取血液灌流的方式来清除。理论上讲血液灌流能迅速降低血浆游离药物水平，对于蛋白结合率高达97%的氯氮平来说清除的只是血液循环中的小部分药物，但反复多次血液灌流可导致药物从躯体重要功能部位移出，从而明显降低毒物血药浓度，这也是目前较优的选择。本例患儿每日氯氮平血药浓度的监测情况也证实了这一点。

（3）对症支持治疗：本例患儿病程中出现电解质紊乱，酸碱平衡紊乱，应激性高血糖，横纹肌溶解及中枢性尿崩等情况，都积极采取了措施给予对症处理。

虽然经过上述种种努力救治，但最终仍未能挽回患儿生命，其根本原因在于患儿服药时间过长、剂量过大，长时间心肺复苏导致不可逆的缺血缺氧性脑损害，且病程中出现多种并发症。即使患儿能侥幸存活，也可能需要长期机械通气，带管生存，且遗留智力障碍、癫痫、生活不能自理等多种神经系统后遗症。

（二）氯氮平中毒后血管活性物质的选择

患儿入院之初经长时间心肺复苏后选用血管活性药物肾上腺素维持血压。确定氯氮平中毒后临床药师建议停用肾上腺素，换用其他血管活性药物如多巴胺、去甲肾上腺素等，临床医生予采纳，原因如下：肾上腺素兼具α-肾上腺素受体和β-肾上腺素受体激动作用，而氯氮平有抗α-肾上腺素受体作用，如果是该药中毒引起血压下降，使用肾上腺素则可能仅表现为β-肾上腺素受体激动的效应，使血压更为降低，故应选用主要激动α-肾上腺素受体的去甲肾上腺素等。

五、小结

本案例为一青春期女孩服用过量氯氮平导致重度中毒救治失败的案例，给我们以下启发：

（1）当收治以意识障碍、神经精神症状为主要临床表现的患者时，在排除中枢病变的情况下勿忽略中毒，特别是特殊人群，如低龄儿童容易出现误服，青春期儿童由于叛逆、情感受挫易产生自杀念头等，在没有确切毒物接触史的情况下可动员家属在患者活动场所积极搜寻可疑迹象，临床医生要熟悉常见中毒的临床表现，有条件者尽早行毒物鉴定。

（2）明确中毒物质后应尽快明确其性质、中毒机制，以指导制定有针对性的解救方案。

（3）救治过程中既要把握大的原则，也要关注细节。

参考文献

[1] 陈旭先，司天梅.精神分裂症患者氯氮平使用现状调查[J].临床精神医学杂志，2007，17（6）：394-396.

[2] Le Blaye I，Donatini B，Hall M，et al. Acute overdosage with clozapine：A review of the available clinical experienc[J]. Pharmaceutical Medicine，1992，7（6）：169-178.

[3] 赵靖平，施慎逊.中国精神分裂症防治指南[M].2 版.北京：中华医学会电子音像出版社，2015：57.

[4] 罗涛，万普蓉，张咏梅，等.氯氮平急性中毒的临床表现和处理[J].临床精神医学杂志，2017，27（1）：2.

（西双版纳州人民医院　王丽梅撰写　李婷婷审修）

案例 ③ 幼儿误服氯霉素致灰婴综合征死亡

一、案例背景知识

氯霉素为广谱抗菌药，对流感杆菌、肺炎链球菌、脑膜炎球菌、立克次体、衣原体具有高度的抗菌活性，氯霉素毒性大，不良反应多，可引起骨髓抑制、神经炎、中毒性精神病、肝脏损伤、灰婴综合征、心肌毒性、严重心功能障碍。大剂量氯霉素致灰婴综合征临床过程凶险，死亡率高，无特效解毒剂。目前临床较少应用氯霉素，主要用于无其他低毒抗菌药物可替代时的敏感菌所致的各种严重感染。

二、病例介绍

患儿，1岁，体重9kg。2012年12月3日16：00左右玩耍时误服氯霉素片2片（0.5g），20：30左右出现哭闹伴呕吐胃内容物2次，非喷射性。2012年12月3日21：00到我院儿科就诊，入院体格检查：T 37.8℃，P 170次/分，RR 66次/分，BP 55/30mmHg，SpO_2 85%～90%。精神差，烦躁哭闹，面色稍青紫，声音嘶哑，呼吸困难，双肺呼吸音粗，未闻及干、湿性啰音，心率快，170次/分，律齐，心音低钝，未闻及明显杂音，腹膨隆，肝脾不大，肠鸣音正常，四肢肌张力正常。患儿有明确服用氯霉素史，考虑氯霉素中毒。

三、主要治疗经过

入院立即催吐，留置胃管，予洗胃、吸氧、心电监护、导尿。急诊实验室检查：血常规示 WBC $20 \times 10^9/L$，NEU% 47%，中性粒细胞计数 $9.5 \times 10^9/L$，淋巴细胞计数 $9.0 \times 10^9/L$，单核细胞计数 $1.42 \times 10^9/L$；RBC $4.8 \times 10^{12}/L$，HGB 117 g/L，红细胞压积（hematocrit，HCT）35.7%，红细胞平均体积（mean corpuscular volume，MCV）75 fL，红细胞平均血红蛋白含量（mean corpuscular hemoglobin content，MCH）25 pg，PLT $299 \times 10^9/L$；ALT 19 U/L，AST 50 U/L，γ-GGT 8 U/L；BUN 6.2 mmol/L，CREA 33.7 μmol/L，二氧化碳结合力（CO_2CP）14.0 mmol/L，CK 137 U/L，CK-MB 45 U/L，LDH 635 U/L。肌钙蛋白阴性，肌红蛋白弱阳性。心电图（ECG）示房颤伴快速心室率。诊断为：①氯霉素致灰婴综合征；②心肌损伤；③代谢性酸中毒可能。给予5%葡萄糖注射液100 mL+维生素C 1.0 g+维生素 B_6 0.1 g，ivgtt，qd；0.9%氯化钠注射液45 mL+碳酸氢钠注射液5 mL，ivgtt，qd；头孢曲松钠（0.7 g，ivgtt，qd）；维生素 K_1（10 mg，ivgtt，qd）。当晚23：25查房发现患儿精神极差，P 210次/分，为奔马律，心音低钝，未闻及杂音，呼吸困难，双肺可闻及散在湿啰音，呼吸音粗，腹膨隆，肝右肋下1 cm可及，质韧，边稍钝，脾不大，考虑肺水肿、心力衰竭。立即静脉注射去乙酰毛花苷0.05 mg及呋塞米9 mg。23：50时，患儿无好转，SpO_2 下降至40%～80%，面色青紫，口唇发绀，给予5%葡萄糖注射液20 mL+甲基泼尼松龙30 mg，ivgtt。行气管插管，吸出大量粉红色泡沫痰，持续球囊通气辅助呼吸，维持 SpO_2 60%～90%。此时患儿体温升高至38.8℃，RR 40次/分，P 210次/分，无明显杂音，双眼凝视，瞳孔0.45 cm，对光反射弱，四肢肌力增高，意识丧失，考虑急性脑水肿，颅内高压综合征。静脉滴注甘露醇注射液（45 mL）、西咪替丁（90 mg）。患儿病情持续恶化，次日凌晨01：15呼吸心跳停止。立即给予心肺复苏，静脉推注1：10000肾上腺素2.7 mL，抢救30 min后患儿仍无自主呼吸和心跳，于2012年12月4日01：45死亡。死亡诊断：①氯霉素中毒致灰婴综合征；②急性肺水肿；③急性呼吸窘迫综合征；④心力衰竭；⑤急性脑水肿；⑥颅内高压综合征。

四、讨论

（一）灰婴综合征与氯霉素

灰婴综合征属于药源性综合征，1959年首次报道早产儿和新生儿应用大剂量氯霉素后出现腹胀、厌食、呕吐，进而产生呼吸困难、进行性血压下降、循环衰竭，患儿皮肤苍白或发绀，因而称灰婴综合征。灰婴综合征可导致急性肺水肿及难治性酸中毒[1]，如果抢救不及时，多数患者可在短时间（<24h）内出现休克及微循环衰竭，严重者可致死亡[2]。

灰婴综合征出现的根本原因是体内氯霉素蓄积，氯霉素口服吸收快，广泛分布于全身组织及重要器官，在肝脏内经葡萄糖醛酸转移酶代谢而被灭活，代谢产物经肾脏排出。早产儿和新生儿肝脏内葡萄糖醛酸转移酶缺乏、肾脏排泄功能不完善是其易造成氯霉素体内蓄积的生理原因。据研究报道，64例使用氯霉素的新生儿中有5例患儿出现灰婴综合征，发生率约为8%[3]。组织器官内氯霉素浓度的升高显著抑制细胞内线粒体蛋白合成，影响生物氧化体系-呼吸链功能，导致细胞氧化磷酸化障碍，组织细胞损伤坏死后释放大量血管活性物质，致机体内环境紊乱与微循环功能障碍[4]。因此，代谢性酸中毒被认为是氯霉素中毒的早期征象[5]。

（二）灰婴综合征的治疗

灰婴综合征的治疗主要为对症治疗，应尽早催吐、洗胃、导泻，清除尚未吸收的药物，对已吸收的药物通过输液、利尿加速其排泄，必要时采用血液净化疗法。使用葡醛内酯或还原型谷胱甘肽保肝、解毒；口服维生素B_1、叶酸或注射维生素B_{12}等预防再生障碍性贫血。对循环衰竭者予以强心、升压药物。其他对症处理包括吸氧，纠正酸中毒，维持水、电解质平衡。有文献报道，采用炭柱血液灌流法救助婴幼儿严重氯霉素中毒可能安全有效[6]。

（三）灰婴综合征的预防

婴幼儿应尽量避免使用氯霉素，必须使用时应严格把握剂量，新生儿每日不超过25mg/kg，分4次服用，平均血药浓度应控制在10～20μg/mL，用药过程中若出现腹胀、面色苍白应立即停药；以>100mg/d的剂量连用数日使用氯霉素将导致新生儿微循环衰竭的风险升高，临床过程凶险[7-8]。小儿氯霉素用药剂量为每日25～50mg/kg，分3～4次服用。该患儿一次性误服1g氯霉素，体重9kg，剂量相当于110mg/kg，严重超量，出现灰婴综合征合并左心功能衰竭及肺水肿导致死亡。

其次，由于氯霉素能透入胎盘和进入乳汁中，故妊娠末期孕妇和哺乳期妇女应避免使用氯霉素。乳母服用常规剂量氯霉素，其乳汁的药物浓度约为血液中的一半，既往偶有哺乳期服药导致婴儿出现灰婴综合征的案例。

此外，应严格注意氯霉素的保管，尤其是有婴幼儿的家庭，务必放在幼儿不能触及的地方，如非必需，家中最好不要留存氯霉素。

五、小结

本案例为幼儿误服超量氯霉素出现灰婴综合征致死亡的案例，氯霉素不良反应多、毒性大，应谨慎使用和妥善保管，尤其是有婴幼儿或学龄前儿童的家庭。临床药师应注重婴幼儿及围产期妇女药物使用监护，加强氯霉素使用监管和相关科普教育，避免此类案例的发生。

参考文献

[1]王贤才.临床药物大典[M].青岛：青岛出版社，1995：11173-11771.

[2]王育珊，陈星海.急性氯霉素中毒所致灰婴综合征[J].中国急救医学，2003，23（7）：497-497.

[3]Mulhall A，de Louvois J，Hurley R. Chloramphenicol toxicity in neonates：its incidence and prevention[J]. Br Med J（Clin Res Ed），1983，287（6403）：1424-1427.

[4]Wu C，Clift P，Fry CH，et al. Membrane action of choramphenicol measured by protozoan motility inhibition[J]. Arch Toxicol，1996，70（12）：850-853.

[5]王有国.妈妈不慎乳婴遭殃—从一例"灰婴综合征"说起[J].医药与保健，2005，13（12）：28-29.

[6]Mauer SM，Chavers BM，Kjellstrand CM. Treatment of an infant with severe chloramphenicol intoxication using charcoal-column hemoperfusion[J]. J Pediatr，1980，96（1）：136-139.

[7]国家药典委员会.中华人民共和国药典临床用药须知：化学药和生物制品卷（2010年版）[M].北京：中国医药科技出版社，2011：721-721.

[8]Kast MJ. Clindamycin，metronidazloe，and choramphenicol[J]. Mayo Clin Proc，1999，74（8）：825-8331.

（西双版纳州人民医院　刘海燕撰写　李婷婷审修）

案例 ④ 误食亚硝酸盐导致急性中毒

一、案例背景知识

亚硝酸盐是工业原料，也可用于食品加工，为白色微粒晶体或粉末，外观及形状与食盐、白糖极为相似，易被误食中毒，成人摄入0.2～0.5g即可引起中毒，3g即可致死[1]。亚硝酸盐中毒机制为将血红蛋白的二价铁氧化为三价铁，使血红蛋白成为高铁血红蛋白，失去携带氧的能力，造成机体缺氧。

亚硝酸盐中毒常见于误将工业用亚硝酸钠作为食盐食用，以及食用硝酸盐或亚硝酸盐含量较高的腌制肉制品、泡菜、酸菜及变质的蔬菜等，也可见于饮用含有硝酸盐或亚硝酸盐的苦井水或蒸锅水。亚硝酸盐类食物中毒又称肠原性青紫病、紫绀症、乌嘴病，中毒后发病急，一般潜伏期1～3h[2]。亚硝酸盐中毒的主要特点是由于组织缺氧引起的紫绀现象，如口唇、舌尖、指尖青紫，重者眼结膜、面部及全身皮肤青紫，可伴有头晕、头痛、乏力、心跳加速、嗜睡或烦躁、呼吸困难、恶心、呕吐、腹痛、腹泻等，严重者出现昏迷、惊厥、大小便失禁，可因呼吸衰竭而死亡[3]。

二、病例介绍

2009年5月18日13：15左右，我院接到当地某卫生院求救电话，诉当地发生一起群体中毒事件，6名患者（1名72岁女性患者，1名7岁女性患儿，其余4名为8～12岁男性患儿）一起在家吃饭，时间约为12：45，饭后15～30min陆续出现恶心、喷射性呕吐、剧烈腹痛、口唇及指甲青紫、头晕、头痛、呼吸困难等症状。医院立即派出医疗队前往该卫生院指导治疗。医疗队达到前，4名男性患儿经当地卫生院抢救无效均已死亡，其中年龄最小的于就餐后50min左右死亡，其余3人5～15min后相继死亡，卫生院当即电话报告了当地疾控中心，并立即进行实验室检测及流行病学调查。医疗队到达后根据症状初步判断为亚硝酸盐或氰化物中毒，予洗胃、利尿、补液促排、吸氧等处理后，立即转至我院进行进一步治疗。

三、主要治疗经过

患者转至我院后，医院立即组织全院多学科会诊，幸存的2名患者均出现面色苍白、口唇青紫、指端发绀、呼吸急促、心率快、血压下降、肌肉震颤，中毒症状符合亚硝酸盐和氰化物中毒，结合4名男性患儿的病情，仍考虑亚硝酸盐或氰化物中毒。

但亚硝酸盐中毒和氰化物中毒临床症状类似，实验室检测结果尚未出来，不能确定具体是哪种毒物所致，而两者的治疗方法不同。参与会诊的临床药师考虑到氰化物中毒较亚硝酸盐中毒发病更快，且不易得到，而亚硝酸盐更易获得，并且和食盐非常相像，容易误食，当即床旁追问病史，老年患者诉当天食用了前一天在街边垃圾桶中捡到的一袋"食盐"，因此考虑亚硝酸盐中毒可能性更大，建议立即按亚硝酸盐中毒救治。

2名患者均给予特效解毒药亚甲蓝1～2mg/kg（加入葡萄糖溶液20～40mL中缓慢静脉注射），同时给予维生素C 2～3g（加入10%葡萄糖250～500mL中静脉滴注）、细胞色素C 30～60mg（加入25%葡萄糖注射液中分次注射），约1小时后，2名患者紫绀症状明显好转，继续给予吸氧、维持水及电解质平衡等综合治疗，最终2名患者均痊愈出院。

后经我州疾病预防控制中心收集患者呕吐物、剩余食物及所用"食盐"，进行毒物鉴定，确诊为亚硝酸盐中毒。流行病学调查结果也显示，本案例所有患者均食用了捡来的"食盐"烹饪的豌豆芽，但幸存的2名女性只食用了少量：老年女性患者因以大米稀饭为主，菜只尝了少量，女性患儿也只吃了少许豆芽，并且感觉恶心，并呕吐。

四、讨论

（一）亚硝酸盐与氰化物的中毒机制比较

亚硝酸盐中毒机制为将血红蛋白的二价铁氧化为三价铁，使血红蛋白成为高铁血红蛋白，失去携带氧的能力，造成机体缺氧；氰化物中毒机制为游离的氰离子（CN^-）与细胞色素氧化酶结合使该酶失活，致其不能利用血液中的氧，引起细胞窒息缺氧。氰化物是剧毒物质，其中氢氰酸人的口服致死量平均为50mg，氰化钠约为100毫克，氰化钾约为120毫克[4]。两者虽然中毒机制不同，但最终结果都是组织缺氧，因此临床表现均以皮肤黏膜发绀、呼吸困难、震颤、惊厥等缺氧症状为主。

亚硝酸盐同时还是一种致癌物质，据研究，食管癌与患者摄入的亚硝酸盐量呈正相关性，亚硝酸盐的致癌机制是：在胃酸等环境下亚硝酸盐与食物中的仲胺、叔胺和酰胺等反应生成强致癌物N-亚硝胺。亚硝胺还能够透过胎盘进入胎儿体内，对胎儿有致畸作用[5]。

（二）亚硝酸盐与氰化物中毒的救治原理比较

亚硝酸盐与氰化物中毒均可采用亚甲蓝进行治疗，但剂量不同。低浓度亚甲蓝可使高铁血红蛋白还原为血红蛋白，而高浓度亚甲蓝恰好相反，能使血红蛋白氧化成高铁血红蛋白。高铁血红蛋白可以与游离氰离子（CN^-）结合以减少其对细胞色素氧化酶的影响，从而减轻氰化物对机体的损伤。因此，亚硝酸盐中毒解毒措施为采用小剂量亚甲蓝（1～2 mg/kg）使高铁血红蛋白还原为正常血红蛋白；氰化物中毒则应给予大剂量亚甲蓝（5～10 mg/kg）或亚硝酸化合物将血液中部分血红蛋白转化成高铁血红蛋白以争取抢救时间，后面再应用硫代硫酸钠，使已经与高铁血红蛋白结合的氰离子转变为几乎无毒的硫氰酸盐从尿液中排出。

（三）亚硝酸盐中毒的预防

亚硝酸盐来源广泛，可从食物中添加的硝酸盐转化而来，也可从蔬菜，尤其是从不新鲜的蔬菜中转化而来，部分食物直接用亚硝酸盐作为护色剂和防腐剂。日常生活中应采取相应措施预防亚硝酸盐中毒，如蔬菜应妥善保存，防止腐烂，不吃腐烂的蔬菜；食剩的熟菜不可在高温下存放长时间后再食用；勿食大量刚腌的菜，腌菜时盐应多放，腌至15天以上再食用；肉制品中硝酸盐和亚硝酸盐用量要严格按国家卫生标准规定，不可多加；苦井水勿用于煮粥，尤其勿存放过夜。此外，尤其应注意防止错把亚硝酸盐当食盐或碱面使用。

五、小结

本案例为一起群体亚硝酸盐中毒事件，中毒原因为家庭误将亚硝酸盐当食盐使用，食用量较大的4名男童在进餐1小时左右相继死亡，食用量较小的1名老年女性和1名女童病情危重。救治组根据临床症状判断为亚硝酸盐或氰化物中毒，但因两者临床症状类似而鉴别困难。临床药师根据发病速度及毒物获得的难易程度推断为亚硝酸盐中毒，及时给予特效解毒药——小剂量亚甲蓝（1～2 mg/kg）及对症支持治疗后，两名患者痊愈出院。

参考文献

[1] 李红,邹利群,马建英.急性亚硝酸盐中毒的急救与护理[J].华西医学,2008,23(6):1433.

[2] 李光,赵建民,高中灿.亚硝酸盐食物中毒快速测定方法[J].中国卫生检验杂志,2009(10):2417-2418.

[3] 李婷婷,刘海燕,马志强.西双版纳地区常见急性中毒救治手册[M].广州:世界图书出版公司,2016:131-132.

[4] 赖玲扬,吴文辉.苦味酸试纸法快速检验水中氰化物[J].净水技术,1997(2):37-39.

[5] 王卫明.亚硝酸盐中毒的临床预防治疗体会[J].世界最新医学信息文摘,2017,17(28):59-60.

（西双版纳州人民医院 李婷婷 陈丽峨撰写 刘海燕审修）

案例 5 毒鼠强中毒

一、案例背景知识

毒鼠强是神经毒性灭鼠剂,具有强烈的脑干刺激作用,可导致强直性、阵发性抽搐,伴有神志丧失,类似癫痫发作持续状态,严重中毒者因剧烈的强直性痉挛导致呼吸衰竭而死亡。毒鼠强对人的致死量为0.1～0.2mg/kg(5～12mg)[1],人口服中毒后数分钟至半小时内发病,若不及时抢救,多于2小时内死亡。也有中毒较轻者,2～3天后才发病。我国政府早就明令禁止生产、销售和使用毒鼠强,但一些不法商人受利益驱使,仍然在违法生产和销售毒鼠强,以致毒鼠强中毒事件时有发生。

二、病例介绍

患者,男性,18岁,身高170cm,体重64kg,BMI 22.1kg/m^2,2010年12月20日因"发热,呕吐,神志不清"入院,既往无特殊病史。患者于12月19日晚进食"烧烤、啤酒"等食物后,于凌晨1点回家睡觉,12月20日早上8点家人发现患者神志不清,呼之无反应,并伴有抽搐症状,口周及床旁有呕吐咖啡样物,无呕吐白沫。家属呼叫120急送我院急诊科,予"降颅压、抗感染"等治疗后，病情无好转，神志仍不清，以"昏迷原因待诊"收入感染科。12月19日与患者同食者均无任何不适，患者近一周"感冒"，曾在个体诊所就诊（具体不详），床旁发现4包阿咖酚散（头痛粉）空袋。入院查体：T 40.1℃，P 160次/分，RR 40次/分，BP 120/70 mmHg。危重病容，呼吸急促，双侧瞳孔等大等圆，对光反射存在。双肺呼吸音粗，未闻及干、湿性啰音，肝、脾未触及肿大。患者饮酒2年，每天饮白酒100～200 g，无其他特殊嗜好。12月20日入院血常规示WBC 40.81 × 10^9/L，NEU% 75.3%；血生化示ALT 7.0 U/L，AST 102 U/L，CREA 378.7 μmol/L，UA 2152.7 μmol/L，LDH 2250 U/L，CK 9964 U/L，K^+ 6.44 mmol/L，Ca^{2+} 2.00 mmol/L，Mg^{2+} 1.96 mmol/L。初步诊断：①中枢神经系统感染并多脏器损伤；②脓毒血症。

三、主要治疗经过

（一）2010年12月20日

患者入院时神志不清，呈深昏迷状，烦躁不安，偶有抽搐，双侧瞳孔等大等圆，对光反射存在。双肺呼吸音粗，未闻及干湿性啰音，肝、脾未触及肿大，脑膜刺激征阴性。医师初步诊断为病毒性脑炎，予20%甘露醇注射液（125 mL，ivgtt，q8 h）脱水、头孢哌酮钠舒巴坦钠（3 g，ivgtt，q12 h）抗感染，利巴韦林注射液（0.6 g，ivgtt，qd）抗病毒，注射用还原型谷胱甘肽钠（1.2 g，ivgtt，qd）保肝，予注射用苯巴比妥钠（0.1 g，im，qd）及地西泮注射液（10 mg，iv，q12 h）抗抽搐，并行腰穿术取脑脊液培养，血培养，以尽快明确诊断。

（二）2010年12月21日

患者呼吸急促，口唇发绀，四肢循环差，尿色呈茶水样，尿隐血试验（++++），提示可能出现急性溶血，凝血功能检查回报未见明显异常，加用维生素K_1注射液（20 mg，ivgtt，qd）。脑脊液检查回报示外观为无色透明，WBC 2 × 10^6/L，隐球菌（-），Cl^- 132.2 mmol/L，GLU 4.03 mmol/L，Lac 100.30 mg/dL；潘氏试验（++）；血生化示hs-CRP 89.85 mg/L。结合患者检查结果及病情进展情况，医师考虑不排外中毒可能，临床药师会诊后提出患者存在阵发性抽搐，血生化指标显示多脏器受损，可能是毒鼠强中毒。经再次询问病史，从患者表弟得知患者有精神创伤史（近两天与女友分手），并将网名更改为"奔向天空"，服毒自杀的可能性很大，建议行血液灌流+血液透析治疗，立即使用二巯丙磺钠注射液

（0.25 g，im，qd）进行解毒治疗，同时嘱患者家属寻找遗留毒物，尽快送检鉴定。医师采纳临床药师意见，并将患者转入重症监护病房行血液净化治疗。

（三）2010年12月22日

患者体温高峰有下降趋势，呼吸困难，双肺呼吸音粗，有少许哮鸣音，行气管插管及呼吸机辅助通气。患者家属在床底找到一个残留白色粉末的纸杯，患者家属不愿送检，经临床药师积极沟通，同意送检。由于我院不具有毒物鉴定的能力，临床药师与公安技术部门联系。根据患者临床表现建议检测氟乙酰胺、毒鼠强等毒物。残留白色粉末经公安技术部门检测后确认为毒鼠强，医院按毒鼠强中毒对患者进行对症综合治疗。

（四）2010年12月23日

患者于凌晨2：20左右突然出现呼吸、心跳停止，经过积极抢救仍无效，宣告死亡。

四、讨论

（一）临床上将毒鼠强中毒疑诊为病毒性脑炎的原因？

病毒性脑炎是由各种病毒引起脑实质的炎症，主要表现为发热、头痛、呕吐、意识障碍、癫痫发作及神经系统定位体征，部分患者发病前有上呼吸道感染、肠道感染等前驱症状。本案例患者以意识障碍、发热、呕吐、阵发性抽搐为主要临床表现，且发病前有感冒病史，家属一开始否认患者有不良情绪，让主治医生误判患者抽搐可能是由中枢神经系统感染所致，临床上疑诊为病毒性脑炎，予降颅压、抗病毒、营养心肌、预防感染等治疗。12月21日，血生化示hs-CRP 89.85 mg/L，脑脊液检查示WBC 2×10^9/L，Lac 100.30 mg/dL。病毒性脑炎时脑脊液中白细胞数量一般会升高，且病毒性脑炎时hs-CRP升高仅见于脑脊液中，而血清中并不增高。由于脑组织缺血缺氧、脑水肿等引起脑血流缓慢，以及粒细胞和细菌的代谢等，造成脑脊液Lac水平增高，脑脊液Lac水平与脑脊液的细菌、真菌感染有关，与病毒无关，这些辅助检查可排除病毒性脑炎。毒鼠强中毒的始发症状多为头晕、头痛，恶心、呕吐，随之出现抽搐、神志的改变，本案例患者出现反复抽搐，且存在不良情绪等诱因，应考虑毒鼠强中毒的可能。

（二）患者生前曾服用阿咖酚散（具体数量不详），对病情发展有什么影响？

阿咖酚散的主要成分是阿司匹林、对乙酰氨基酚、咖啡因，前两种成分通过抑制前列腺素的合成而产生解热镇痛作用，咖啡因属中枢兴奋药，能收缩脑血管，减轻其搏动的幅度，与解热镇痛成分配伍，能增加镇痛效果。患者当晚饮用的啤酒含酒精，促进了阿咖酚散在体内的吸收，导致患者抽搐不明显，易掩盖病情，不利于医生快速诊断。

（三）患者中毒第二天出现尿血是何原因？

患者出现尿血的原因可能包括：①毒鼠强中毒导致尿血；②患者曾服用阿咖酚散（床旁发现4包空袋），其治疗量是1次1包，若服用过量会产生严重不良反应，如尿血。加之患者中毒当晚曾饮用大量啤酒，酒精与阿咖酚散相互作用会导致肝、肾损伤，可能出现尿血；③部分患者使用头孢哌酮钠舒巴坦钠可引起维生素K缺乏，导致出血。

（四）二巯丙磺钠能否作为毒鼠强中毒的解毒剂？

二巯丙磺钠是一种金属络合物，是临床常用重金属中毒的有效解毒剂，经肌内注射进入体内后，可有效控制精神症状及抽搐症状[2]。二巯丙磺钠不易通过血脑屏障，其解毒作用机制可能是通过阻断神经肌肉接头，显著降低其肌张力而控制惊厥，但其对毒鼠强中毒的疗效存在争议。近年来，有文献报道二巯丙磺钠对于急性鼠毒强中毒的疗效不肯定[3]，也有文献报道二巯丙磺钠有协同控制癫痫持续状态的作用，但在用药过程中必须密切监测该药的肝肾毒性作用[4]。笔者认为，如果临床确诊毒鼠强中毒，可根据患者具体情况考虑选用二巯基丙磺钠作为辅助治疗。

五、小结

本例患者起病急，病情进展快，入院时主要症状为意识障碍和阵发性抽搐，伴有高热，血常规极高，且该地区为病毒性脑炎高发地区[5]，基于当时的医疗水平，本案例入院时被疑诊为病毒性脑炎。病毒性脑炎主要依靠临床症状、体征、脑脊液常规和脑电图进行排除性诊断，与毒鼠强中毒临床症状较为相似，且患者存在上呼吸道感染的病史，无形中将病程拉长，毒鼠强中毒的潜伏期短，病情迅速加重，各器官的损害比例依次为脑、肝、心、肾等，随病情发展，出现不同程度的意识障碍及全身性阵发性抽搐，可反复发作。综上所述，一旦诊断为毒鼠强中毒，应积极进行中毒救治，解救措施包括：①减少毒物吸收，宜尽早催吐、彻底洗胃，补液利尿，对中、重度患者应早期给予血液灌流＋血液透析；②控制癫痫，癫痫大发作时，建议使用苯巴比妥或地西泮；③其他对症治疗，如降颅压，抗心律失常，营养心肌，保肝护肾，调节水、电解质平衡，保护胃肠道黏膜等。

📖 **参考文献**

[1]陈灏珠，林果为.实用内科学［M］.13版.北京：人民卫生出版社，2009：813-814.

[2]保明芳.急性毒鼠强中毒15例临床及脑电图分析［J］.中国当代医药，2010，17（2）：21-22.

[3]李智勇.急性毒鼠强中毒的临床观察及二巯丙磺钠的治疗效果分析［J］.中国医药指南，2015，13（8）：96-97.

[4]庞忠，黄素杏，黄凤珠，等.毒鼠强中毒所致癫痫持续状态处理的临床体会［J］.中国医学工程，2019，27（4）：103-106.

[5]何继波，李琼芬，黄玉芬，等.云南省西双版纳州2008—2009年病毒性脑炎监测［J］.中华流行病学杂志，2011，3：324-324.

（西双版纳州人民医院　谢颖撰写　刘海燕审修）

案例 ❻ 口服百草枯中毒

一、案例背景知识

百草枯（又名克无踪、对草快）是目前世界上使用最广的除草剂之一，也是毒性最大的除草剂，无特效解毒剂，口服成人致死量为30～40mg/kg，中毒死亡率极高[1]。我州百草枯中毒的病例较多，但很少抢救成功。我院在常规治疗的基础上，给予环磷酰胺联合大剂量甲泼尼龙，配合血液净化治疗，抢救成功2例。

二、病例介绍及治疗经过

病例1 患者，女，30岁，哈尼族，农民，因"2009年6月26日误服百草枯除草剂（20%氯化物）约30mL"于6月28日入院。患者误服百草枯除草剂后立即自行催吐，后送至当地卫生院给予清水洗胃，约2小时后转入市医院给予血液透析治疗，每天1次，每次2小时，共2次，以及对症、支持治疗（具体用药不详）。患者病情无好转，感胸闷、气促、咽痛、恶心、呕吐、腹痛、解黑大便。为进一步诊治，于2009年6月28日转入我院内科治疗。

患者转入本院后，查体：T 37.2℃，P 91次/分，RR 28次/分，BP 110/80 mmHg，神清，查体合作。感咽痛、胸闷、气促、腹痛。口腔黏膜溃破，咽充血。双肺呼吸音清晰，未闻及干、湿性啰音，心界不大，心率91次/分，律齐。周围血管征阴性。腹软，剑下轻压痛，无反跳痛、肌紧张，肠鸣音活跃，神经系统检查未见异常。血常规：WBC 14.44×10^9/L，NEU% 91.11%，RBC 4.33×10^{12}/L，Hb 121 g/L，PLT 130×10^9/L；纤维蛋白原1.63 g/L（降低）；肝功能正常；CREA 131 μmol/L；K^+ 3.30 mmol/L；二氧化碳结合率正常，氧饱和度88%。尿液检查百草枯阳性。肺部CT诊断示：两肺纹理增多，左肺舌叶少许纤维化。

入院后临床药师会诊建议：血液灌流促进药物排泄，环磷酰胺、大剂量甲泼尼龙抑制肺纤维化，抗氧自由基药物（维生素C及维生素E）、头孢噻肟预防感染、抑酸、护胃，避免高浓度氧吸入等治疗。具体治疗方案：5%葡萄糖注射液500 mL+环磷酰胺0.2 g，ivgtt，qd，连用10天，至总量2 g；5%葡萄糖注射液250 mL+甲泼尼龙1 g，ivgtt，qd，连用3天，抑制肺纤维化；0.9%氯化钠注射液100 mL+头孢噻肟2 g，ivgtt，q12 h预防感染；葡萄糖氯化钠注射液500 mL+维生素C 3 g+维生素B_6 200 mg+10%氯化钾注射液10 mL，ivgtt，qd；维生素E（200 mg，po，tid）；0.9%氯化钠100 mL+泮托拉唑40 mg，ivgtt，qd抑酸；5%葡萄糖注射液100 mL+盐酸氨溴索注射液90 mg，ivgtt，qd稀释痰液；5%葡萄糖注射液250 mL+环磷腺苷葡胺180 mg，ivgtt，qd；5%葡萄糖注射液250 mL+参麦注射液30 mL，ivgtt，qd营养心肌；补充水溶性维生素（1支，ivgtt，qd）防止菌群失调及治疗口腔溃疡；复方谷氨酰胺（0.67 g，po，tid）保护胃黏膜，氯诺昔康止痛，复方氯己定漱口液漱口，口腔护理等综合治疗。入院后即每天1次给予血液灌流+血液透析，每次2～2.5小时，共3次。

经上述治疗9天后患者呼吸明显改善，SpO_2 98%。7月6日再次复查肺部CT示：两肺纹理增多，左肺舌叶少许纤维化，与入院时对比未见明显变化。肺纤维化未再进展。病情稳定，继续给予对症支持治疗，7月12日复查血常规、肝、肾功能均正常。

经上述综合治疗16天后患者于2009年7月13日好转出院，2009年10月5日门诊随访复查肺部CT示正常，血常规、肝、肾功能均正常。

病例2　患者，女，12岁，体重37kg，学生，傣族。2010年8月19日自服百草枯除草剂（20%氯化物）约10mL，服后约半小时由家人送至当地卫生院给予催吐，静滴法莫替丁、肝泰乐等治疗，次日转入我院治疗。

入院查体：T 37.6℃，P 138次/分，RR 30次/分，神清，精神可，皮肤黏膜无黄染、出血点。感咽痛、胸闷。咽充血，口腔无糜烂，心、肺、腹（-）。血常规示WBC 6.1×10^9/L，NEU% 58.5%，HGB 121g/L；APTT 40.9s（延长）；肝肾功能正常；CK-MB弱阳性。肺部CT正常。诊断：百草枯中毒。

入院后立即给予血液透析+灌流1次，2.5小时，0.9%氯化钠注射液100mL+环磷酰胺0.1g，ivgtt，qd，连用5天，用至总量为0.5g；5%葡萄糖注射液250mL+甲泼尼龙0.6g，ivgtt，qd，连用3天；法莫替丁注射液（70mg，ivgtt，qd）连用3天；0.9%氯化钠注射液100mL+青霉素钠240万国际单位ivgtt，q12h预防感染；5%葡萄糖注射液500mL+维生素C 5g+10%氯化钠注射液8mL+10%氯化钾注射液8mL（ivgtt，qd）；维生素E胶囊（0.1g，po，tid）；复方氯己定漱口液漱口，每天3～4次。

经6天治疗，患者病情未进一步发展，未出现口腔溃疡糜烂、咳嗽、呼吸困难。双肺呼吸音清晰，肝肾功能正常，但肺部CT示左下叶背段病灶。经治疗11天患者病情平稳，无不适给予出院。由于百草枯引起的肺纤维化是一个慢性进展病理过程，该患者肺部病灶不能排除肺纤维化的可能。患者3个月后复查肺部CT正常。

三、讨论

（一）百草枯中毒机制

百草枯是一种毒性很强的有机杂环类除草剂，有效成分为1，1'二甲基-4，4'-二联吡啶[2]。国内百草枯多为20%二氯化物水溶液。口服成人致死量为30～40mg/kg[1]，其中毒机制为：百草枯为腐蚀性液体，经皮肤、呼吸道和消化道三种途径进入体内，在局部可有明显的刺激、腐蚀作用。吸收后几乎不与血浆蛋白结合，并以原型从肾脏排出。百草枯进入体内后被肺部细胞摄取，主要蓄积于肺部，其浓度比血液高10～90倍。在肺内产生氧自由基，可造成全身性细胞膜脂质过氧化，破坏细胞结构，引起多脏器损害，尤其是肺组织的氧化性损伤。病理改变：包括肺内出血、肺水肿、肺间质透明膜变性或成纤维细胞增生，肾及心肌细胞坏死，脑损伤等[1]。

（二）百草枯中毒症状及器官损伤

口服百草枯中毒可以出现恶心、呕吐，喉部烧灼痛，继而出现口、咽部黏膜水肿、糜烂。中毒肺部表现：小到中等剂量中毒者，部分患者可于中毒后3～14 d出现肺纤维化，进行性发展至急性呼吸窘迫综合征（acute respiratory distress syndrome，ARDS），大量口服者，可在24 h内出现肺水肿及肺出血等，死亡率较高。百草枯的毒性作用尚可使肝细胞破坏，血清胆红素和转氨酶增高，亦可引起其他多脏器受损，如肾小管急性坏死、肾功能衰竭、中毒性心肌炎、心律失常、频发早搏、房室传导阻滞等，肾上腺、胰腺、神经系统亦可受累[2]。

（三）百草枯中毒救治措施

目前百草枯中毒没有特效解毒剂，其吸收剂量及入院治疗时间的早晚，对治疗效果具有重要影响。现有的有效治疗措施主要包括早期彻底洗胃、导泻、利尿、血液净化疗法、使用抗自由基药物，但成功率低。程汝兰等[3]报道在常规治疗的基础上采用血液灌流、甲强龙、环磷酰胺抢救百草枯中毒有较好的疗效。

血液灌流和血液透析能够清除吸收入血液的大部分毒物，可避免进一步组织损伤及提高患者的生存率[4]。血液灌流是利用活性炭的吸附作用清除外源性和内源性毒物、药物及代谢产物，多数学者认为血液灌流对于百草枯中毒的治疗效果比血液透析要好[2]。我们采用了血液灌流＋血液透析，对毒物的清除更彻底。血液净化越早对肝、肾的损伤越小，最好在24小时内进行。李晓岚[5]的研究结果也显示血液灌流后患者的肝、肾功能均有一定程度的恢复，不失为早期治疗百草枯中毒的一种方法。

大剂量糖皮质激素可有效地促进细胞膜的稳定性，对抗脂质过氧化，产生强大的抗炎和非特异性免疫抑制作用，有效地消除肺间质水肿和预防肺纤维化，提高机体的应激与耐受能力，有利于帮助病人度过危险期。免疫抑制剂环磷酰胺可以影响细胞内所有成分，并影响自身免疫，减轻炎症反应。环磷酰胺可致白细胞减少，从而减轻白细胞诱导的肺部炎症[2]。二者联用可以更加有效地抑制百草枯引起的肺纤维化。早期吸入高浓度的氧可加重肺损害，应避免。

大剂量甲泼尼龙可能会引起心脏骤停，在使用前应准备好相关的急救药品和仪器，做好心电监护。由于环磷酰胺和甲泼尼龙的毒副作用较多，在整个用药过程中临床药师要积极配合医师做好用药监护。

四、小结

百草枯中毒死亡率极高，我们采用环磷酰胺联合大剂量糖皮质激素甲泼尼龙配合血液净化成功救治2名百草枯中毒患者，随访2名患者未出现后遗症。百草枯中毒的急救除早期彻底洗胃、导泻、使用抗自由基药物、预防感染等综合治疗外，及时给予免疫抑制剂环磷酰胺及大剂量糖皮质激素甲泼尼龙配合血液净化等治疗，有望提高抢救成功率，提高患者生活质量。

参考文献

[1]陈世铭，高连水.急性中毒的诊断与救治[M].北京：人民军医出版社，1996：179.

[2]赵玉红，邱泽武.急性百草枯中毒及其治疗[J].药物不良反应杂志，2006，8（1）：42-44.

[3]程汝兰，张洪福，谢静.血液灌流、甲强龙、环磷酰胺治疗中重度百草枯中毒78例临床分析[J].中外医疗，2008，27（23）：78-79.

[4]季杰，刘先蓉.百草枯中毒治疗的现状与展望[J].华西医学，2003，18（4）：612-613.

[5]李晓岚，高景利，王爱田.血必净注射液在急性重度百草枯中毒中的应用[J].中国药房，2008，19（32）：2533.

（西双版纳州人民医院　刘海燕撰写　李婷婷审修）

案例 ⑦ 误食含莨菪碱类植物导致群体中毒

一、案例背景知识

曼陀罗中药名洋金花、闹洋花、山茄子或野麻子等，为本草茄科植物，全株有毒，毒性成分为阿托品、莨菪碱及东莨菪碱等[1]。含莨菪碱类植物主要中毒机制是兴奋中枢神经系统，阻断M胆碱反应系统，因而有抗乙酰胆碱及毒蕈样作用。曼陀罗的根、茎、叶、花及果实中均含以上毒性生物碱，误食可致中毒，也有因外敷曼陀罗叶或颠茄膏等，由皮肤吸收而致急性中毒者[2]。

误服后一般0.5～2h即完全被口腔和胃黏膜吸收，出现中毒症状。中毒表现：初期为口干、口唇发麻、吞咽困难、脉快、瞳孔散大、颜面潮红、躁动不安，继而出现头晕、步态不稳、高热、尿潴留、谵语幻觉、抽搐等。死亡原因为脑缺氧、脑水肿、呼吸中枢抑制或麻痹；呼吸、循环衰竭[3]。

二、病例介绍

2007年12月18日，我州内某医院收治了11名聚餐后出现口干、心率快、瞳孔散大、皮肤潮红、发热、腹胀、腹痛等症状的患者。当地医院考虑为食物中毒，但具体毒物不明，给予催吐、洗胃、利尿、导泻，以及山莨菪碱治疗，患者症状无明显好转，其中一名患者病情加重死亡，其余患者转至上级医院治疗。

我院收治了4名患者，4名患者均出现心动过速（最高达150次/分）、SpO_2降低、意识模糊、嗜睡、幻觉、躁动等精神症状，病情危重。

三、主要治疗经过

患者入院后，医院立即组织多学科会诊，根据患者病史及临床表现考虑可能为含莨菪碱类植物中毒，但因患者在地方医院使用过山莨菪碱，故不能确诊。由于不能立即明确毒物，并且患者病情危重，紧急会诊讨论后，立即对这些患者进行了血液透析联合灌注治疗。同时追问病史，患者诉当日采摘了一种疑似苦凉菜的"野菜"，焯水后凉拌食用，约1 h后食用人群陆续出现上述症状。

血液透析联合灌注治疗后，4名患者心率明显降低、SpO_2不同程度升高，继续给予环磷腺苷葡胺强心，还原型谷胱甘肽护肝，法莫替丁抑酸护胃，应用大剂量维生素C、利尿剂，维持电解质平衡等综合治疗后4名患者均痊愈出院。

经我省疾病预防控制中心调查鉴定，明确该起事件为误食曼陀罗嫩叶导致的中毒。

四、讨论

（一）含莨菪碱类植物中毒诊断

（1）有明确的服用史。本次群体中毒事件11例患者中毒前1 h有明确进食"野菜"史，但患者不能明确确切的种类。

（2）中毒症状出现时间。中毒病例在服用后1 h内发病，出现口干、心率快、瞳孔散大、皮肤潮红、发热、腹胀、腹痛等症状。

（3）猫眼散瞳试验。医务人员应熟悉含莨菪碱类植物及对应中毒表现，对于有进食可疑野菜史、同时有相应症状体征者，应高度警惕为该类植物中毒，有条件者可用猫眼散瞳试验（即用患者小便1滴，滴入猫眼，如果瞳孔扩大，证实尿中至少含有阿托品0.3μg或东莨菪碱0.2μg；如系曼陀罗中毒，瞳孔可立即散大）协助诊断[4]。

（二）含莨菪碱类植物中毒治疗

（1）凡遇曼陀罗中毒或可疑野菜中毒者，均应给予彻底洗胃、导泻处理，超过6h应予生理盐水高位灌肠[5]。

（2）给予环磷腺苷葡胺强心，还原型谷胱甘肽护肝，法莫替丁抑酸护胃，应用大剂量维生素C、利尿剂，维持水及电解质平衡等综合治疗。

（3）重症者给予新斯的明0.5～1mg，皮下或肌内注射，每3～4小时1次，直至患者瞳孔缩小、出现对光反射、口腔黏膜湿润则可减量或改为口服，也可用水杨酸毒扁豆碱1～2mg皮下注射，根据病情15～60min后重复应用，重症者应早期、足量应用肾上腺皮质激素。中药方剂绿豆50g、金银花30g、甘草20g、连翘12g共同水煎分多次服用，也有一定解毒作用[6]。

（三）群体中毒就诊后其中一名患者病情加重死亡原因分析

11名患者食物中毒后在当地某县医院给予催吐、洗胃、利尿、导泻，以及山莨菪碱治疗，患者症状无明显好转，其中一名患者病情加重死亡。分析其死亡原因如下：患者所食用野菜后经调查鉴定为曼陀罗，其毒性成分主要为东莨菪碱、莨菪碱和阿托品，中毒机制为抑制乙酰胆碱的释放；而治疗中使用山莨菪碱来缓解腹痛，使得体内莨菪碱含量增加，乙酰胆碱的释放进一步被抑制，从而导致病情加重。

本案例提示，在急性中毒救治中，应尽早使用减少毒物吸收和加速毒物排泄的措施，如经消化道中毒，常规应尽早进行催吐、洗胃、导泻及利尿，但毒物未明的情况下，应谨慎使用莨菪碱类药物如山莨菪碱、阿托品，以免加重病情或干扰后期对毒源的判断，或加重中毒。

（四）曼陀罗中毒的预防

由于地域和文化因素，本地老百姓素来有吃野菜的习惯，曼陀罗中毒事件屡见不鲜，因误食其浆果、嫩叶、块茎中毒的案例时有发生，应加强相关科普知识宣传力度，提高鉴别能力，避免发生因食用有毒植物而中毒的事件。

预防曼陀罗中毒最主要的方法是认识它，并且不食用曼陀罗花、种子及其茎叶。择菜的时候，注意要剔除夹杂在青菜中的曼陀罗幼苗。曼陀罗浆果直立生，卵状表面生有坚硬针刺或有时无刺而近平滑，成熟后淡黄色，规则4瓣裂，种子卵圆形，稍扁，色黑。在收割豆子和加工豆子时应注意拣出混入豆子中的曼陀罗种子。

五、小结

本案例为一起群体曼陀罗中毒事件，中毒原因为误将曼陀罗嫩叶当作苦凉菜食用。早期毒物种类未明时因应用山莨菪碱以缓解腹痛，导致病情加重并干扰了后期对毒物的判断，经及时给予血液透析联合灌注及强心、护肝、护胃、维持水及电解质平衡等综合治疗后患者康复。

📖 参考文献

[1]丁琳，戴涌，杨亚婷，等.莨菪浸膏片HPLC指纹图谱及莨菪烷类生物碱的定量分析研究[J].中草药，2018，49（7）：1583-1587.

[2]杨聪，李枫林，吴彦民.急性莨菪类植物中毒34例临床分析[J].中国基层医药，2004，11（4）：472-472.

[3]南京中医药大学.中药大辞典[M].2版.上海：上海科学技术出版社，2006：3623.

[4]江苏新医学院.中药大辞典[M].上海：上海科学技术出版社，2008：3540.

[5]邓红丽.疑似"曼陀罗"过量的野菜中毒2例报道及相关文献复习[J].重庆医学，2010，39（5）：638-639.

[6]高学敏，许占民，李钟文.中药学[M].北京：人民卫生出版社，2008：1291.

（西双版纳州人民医院　李婷婷　陈丽峨撰写　刘海燕审修）

案例 **8** 误食蓖麻子导致群体中毒

一、案例背景知识

蓖麻，是大戟科一年生草本植物，药用具有消肿拔毒，泻下通滞等功效，用于痈疽肿毒、喉痹、大便燥结等症状。蓖麻子为其成熟种子，内含蓖麻碱、蓖麻毒素、蓖麻油，毒性较强，口服蓖麻毒素2mg或蓖麻碱160mg可致成人死亡[1]。儿童食用生蓖麻子3～5颗，成人食用10颗即可中毒死亡[2]。

误食蓖麻子后，中毒的潜伏期较长，一般1～3天，中毒表现主要是恶心、呕吐、腹痛、腹泻，重者可出现昏睡、虚脱、昏迷、抽搐和黄疸，中枢神经系统症状为头痛、嗜睡、惊厥、昏迷等，对胃肠黏膜有刺激作用，还能使血细胞凝集和产生溶血，并致肝、肾发生炎性坏死。如不及时救治，严重者多在6～8天出现脱水、惊厥及心力衰竭而死亡[3]。

二、病例介绍

2012年12月26日约22：30我院接到州卫生主管部门电话通知：某中心小学发生群体误食蓖麻子中毒。患者分别收住当地两家医院。我院立即启动突发性公共卫生事件应急预案，医院领导带队，由儿科、急诊、临床药学专家组成的医疗队前往协助救治，于当日23：50左右到达当地某县。医疗队到达该县后对收治的32名患儿逐一查看，排除5名患儿未服食，确诊27名患儿因捡食学校花圃中生长的蓖麻子中毒。患儿最小年龄7岁，最大年龄10岁，食用量半颗至5颗不等。患儿误食蓖麻子后3～4小时陆续出现恶心、呕吐、腹痛、头晕、头痛等症状。

三、主要治疗经过

当地医院已经对患儿进行洗胃、催吐、导泻等处理。医疗队考虑到蓖麻子可致心肌受损、横纹肌溶解，遂对所有患儿均予急查肝肾功能、心肌酶、血常规、尿常规。27名患儿中，5名无明显症状；20名症状轻微；2名症状较重，出现精神萎靡。所有患儿均给予静脉滴注葡萄糖注射液以加速毒物排泄，根据年龄及体重给予不同剂量辅酶Q_{10}口服营养心肌，重症患儿给予保护胃黏膜及肝、肾功能等对症支持治疗。

检查结果显示，其中15名患儿出现心肌酶不同程度升高，嘱医院密切监测患儿心肌酶水平变化。另因该县气候比较寒冷，嘱加强患儿保暖；注意维持水、电解质平衡；后期注重对患儿进行心理疏导。至2013年1月6日，27名患儿全部痊愈。

四、讨论

（一）蓖麻子中毒解救方法

蓖麻子中毒无特效解毒药物，临床主要采用对症支持治疗为主。主要包括：①催吐、洗胃、导泻、灌肠、利尿等促进毒物排出；②应用鸡蛋清、牛奶、氢氧化铝凝胶等保护胃肠黏膜；③对症支持疗法，包括维持水、电解质平衡，保肝，营养支持，预防感染等治疗；④危重患者可采用血液净化法清除血中毒素[4]。本次集体中毒事件中，大多数患儿症状轻微，未用到血液净化。

（二）儿童误食蓖麻子中毒后的观察要点

（1）蓖麻子中毒后会发生恶心、呕吐、腹痛、腹泻，造成胃黏膜损伤，出现横纹肌溶解损害心肌，所以应注意保护胃黏膜与心肌功能。

（2）儿童肝肾功能尚未发育成熟，蓖麻子中毒后易对肝肾功能造成损害，加强对患者肝肾功能的保护至关重要。

（3）关注儿童心理变化，进行心理疏导，避免造成心理阴影而影响儿童健康成长。

（三）蓖麻子中毒的预防

（1）预防学生蓖麻子中毒。向学生普及蓖麻子的毒性、中毒症状、中毒后果、辨别方法等知识，提高学生对蓖麻子中毒的认识以及对蓖麻子的识别能力，避免学生误采和误食。

（2）加强校园管理。铲除校内野生的蓖麻植株，或对学校有意栽种的蓖麻植株进行加设围栏等方式进行管理，尽可能减少学生接触蓖麻子的机会。

（3）教育学生在中毒事件发生后应及早报告学校，以便尽快采取救治措施，避免出现严重的中毒后果。

五、小结

该案例为一起27名小学生误食蓖麻子导致的群体中毒事件，中毒原因为学生捡食学校花圃中生长的蓖麻子而中毒，患儿最小年龄7岁，最大年龄10岁。食用量半颗至5颗不等，误服后3~4小时陆续出现恶心、呕吐、腹痛、头晕、头痛等症状，其中15名患儿出现心肌酶不同程度升高，经减少毒物吸收及对症支持治疗后患儿全部痊愈。

儿童误服野菜、野果中毒事件时有发生，本案例中毒人数多，较为典型。应进一步加强相关知识的科普力度，提高儿童对有毒植物的防范意识及鉴别能力。本案例中毒物明确，诊断、抢救及时，是预后良好的关键因素。

参考文献

[1]魏传香，李明，张新红，等.蓖麻子中毒致休克1例报告[J].中华临床医师杂志，2016，（11）：87-88.

[2]柯秀钰，梁云霞.1例蓖麻子中毒患儿的急救与护理[J].现代护理，2004，10（11）：1076-1076.

[3]崔小锋.小学生误食蓖麻子群体中毒抢救成功分析[J].中华实用医学，2001，3（8）：59-59.

[4]宋永欣，鲁召欣，闫志兴，等.以神经系统症状为主要表现的蓖麻子中毒2例救治分析[C]北京：中国毒理学会，2016.

（西双版纳州人民医院　李婷婷　陈丽峨撰写　刘海燕审修）

第五章　其他精选案例

案例 ❶ 肺癌骨转移伴重度癌痛的镇痛治疗

一、案例背景知识

癌性疼痛（以下简称癌痛）是晚期恶性肿瘤患者常见症状之一，严重影响患者生活质量，约70%的患者未能接受规范化镇痛治疗[1]。癌痛如果得不到缓解，患者将感到极度不适，可能会引起或加重患者的焦虑、抑郁、乏力、失眠、食欲减退等症状，严重影响患者日常活动、自理能力、交往能力及整体生活质量[2]。临床药师须参与癌痛患者的药学治疗实践，减轻患者疼痛及焦虑，提升患者生活质量，更好地为临床与患者服务。

二、病例介绍

患者，男性，58岁，身高162 cm，体重52 kg，体表面积1.63 m²。患者于2019年7月17日因"消瘦4月，CT检查发现左下肺占位8天"于当地医院就诊。行纤维支气管镜取材活检结果示：左上肺腺癌。取病理组织行基因检测提示：KRAS基因检测突变，患者可能不能从EGFR TKIs药物靶向治疗中获益。2019年8月12日予AP方案（培美曲塞800 mg，d1＋顺铂40 mg，d1～3）化疗2周期，化疗结束后出现Ⅱ级胃肠道反应，给予对症处理后症状缓解。2019年10月5日复查CT提示：肋骨转移、S1椎体转移，予唑来膦酸抑制骨质破坏。患者不耐受顺铂，2019年10月11日医生将化疗方案调整为单药培美曲塞（800 mg，d1），未出现明显化疗不良反应。患者自2019年10月17日出院后未进行规律治疗，院外1月以来时有胸痛、右下肢疼痛、低热不适，伴乏力、消瘦，体重下降5 kg。因"确诊左上肺腺癌晚期4月，胸痛、右下肢疼痛1月"于2019年11月10日再次入院，既往糖尿病病史，否认高血压、冠心病、肝炎、结核等病史，未发现药物、食物过敏史。入院查体：T 37.0℃，P 76次/分，RR 20次/分，BP 100/65 mmHg，SpO_2 95%。一般情况差，贫血貌，双侧锁骨上淋巴结无肿大，胸廓对称无畸形，左肺呼吸音稍低，右肺呼吸音清晰，未闻及啰音，腹平坦，全腹软，无压痛及反跳痛，肠鸣音3次/分。入院诊断：①左上肺舌段腺癌（CT4N2M1 IV期）；②左下肺占位；③纵隔淋巴结继发恶性肿瘤；④骨继发恶性肿瘤；⑤癌性疼痛；⑥2型糖尿病。

三、主要治疗经过

2019年11月10日：患者入院时精神差，自诉胸痛，伴右下肢疼痛，疼痛影响睡眠，疼痛数字评分（NRS）7～8分，外院使用氨酚羟考酮片（5 mg，po，q6h）进行镇痛治疗，疼痛加重时自行口服洛芬待因缓释片止痛，服用后仍有间断性疼痛发作。患者癌症骨转移，入院后给予注射用唑来膦酸（4 mg，ivgtt，st）抗骨转移治疗。

11月11日：患者诉偶有咳嗽、咳痰，伴有胸痛、胸闷，感右下肢疼痛加剧，昨日夜间出现1次爆发痛，予地佐辛注射液（5 mg，iv，st）对症处理后稍缓解，NRS评分5～6分，主管医师当日停用氨酚羟考酮片，换用羟考酮缓释片（20 mg，po，q12h）镇痛治疗。

11月12日：患者诉右下肢仍疼痛，数字疼痛评分（NRS评分）5分，主管医师调整羟考酮缓释片的剂量（30 mg，po，q12h）。

11月13日：患者诉胸痛较前缓解，右下肢疼痛明显，11月12日夜间出现低热，体温波动于37.5℃，伴有少尿、尿不尽的症状。主管医师考虑存在泌尿系统感染。

11月14日：邀请临床药师会诊，临床药师对患者进行全面评估。①考虑氨酚羟考酮片包含对乙酰氨基酚，以及洛芬待因缓释片包含布洛芬，这两种成分均有解热作用，患者停用后出现低热症状，结合患者临床情况不排外癌性发热。追问患者后得知其既往有前列腺增生病史，患者近两日少尿、尿不尽的症状可能与使用羟考酮缓释片相关，建议泌尿外科协助诊治，同时完善尿常规、尿培养，复查相关感染指标，暂不进行抗感染治疗。②患者主要为胸痛、右下肢疼痛，诉右下肢疼痛性质为刀割、放电样，严重影响患者睡眠，NRS评分6～7分，多考虑骶骨肿瘤压迫右腿外侧神经所致牵拉痛，评估为伤害感受性疼痛合并神经病理性疼痛。问及既往用药史，得知患者未规律、按时服用羟考酮缓释片。临床药师对患者及家属进行用药教育，调整镇痛方案：使用羟考酮缓释片（30 mg，po，q12 h）进行长效镇痛治疗，根据剂量换算选用吗啡即释片 10 mg 处理爆发痛，同时加用普瑞巴林胶囊（75 mg，po，bid）治疗神经病理性疼痛；患者发热时予布洛芬混悬液对症处理。③患者诉大便难解，加用乳果糖口服液（10 mL，po，tid）预防便秘，嘱患者适当锻炼、多饮水、进食膳食纤维。医师采纳临床药师意见。

11 月 15 日：患者诉右下肢疼痛较前改善，胸痛仍然影响睡眠，昨日出现一次爆发痛，予吗啡片 10 mg 解救后缓解。NRS 评分 4 分，仍有少尿、尿不尽的症状，泌尿外科会诊使用盐酸坦索罗辛缓释胶囊治疗前列腺增生。

11 月 17 日：患者诉小便量较前增多，胸痛、右下肢疼痛情况同前，NRS 评分 4 分，主管医师将镇痛方案调整为羟考酮缓释片（40 mg，po，q12 h），联合普瑞巴林胶囊（75 mg，po，bid）。

11 月 18 日：患者诉尿不尽症状改善，胸痛、右下肢疼痛可控，NRS 评分 2 分。

11 月 20 日：家属诉患者白天睡眠时间增加，主管医师邀请临床药师会诊，考虑是否为阿片类药物不良反应。临床药师查看患者医嘱，患者 11 月 17 日夜间入睡困难，11 月 18 日至 11 月 19 日予口服地西泮片（2.5 mg，po，qn）。临床药师考虑地西泮片与羟考酮缓释片存在相互作用，可能增加呼吸及中枢抑制风险，建议暂停地西泮片。主管医师采纳临床药师意见。

11 月 21 日：患者小便正常，嗜睡症状改善，诉胸痛稍缓解，右下肢仍疼痛明显，NRS 评分 4 分，主管医师将镇痛方案调整为继续使用羟考酮缓释片（40 mg，po，q12 h），增加普瑞巴林胶囊剂量（150 mg，po，bid）。

11 月 22 日：患者诉胸痛、右下肢疼痛缓解，NRS 评分 2 分，诉大小便正常，但夜间入睡困难。临床药师参与药物治疗，建议选用右佐匹克隆片（1.5 mg，po，qn）治疗失眠。

11 月 23 日：患者诉疼痛控制有效且无明显不良反应症状，NRS 评分 1～2 分，睡眠较前改善。患者拒绝姑息化疗，病情平稳后于 11 月 25 日出院。

四、讨论

（一）癌痛的药物治疗分析

根据世界卫生组织（WHO）癌痛三阶梯止痛治疗原则，癌痛药物治疗五项基本原则包括：口服给药、按阶梯用药、按时给药、个体化给药、注意具体细节。临床药师积极参与镇痛药物治疗，对患者疼痛情况进行全面评估，患者为晚期肿瘤重度癌痛，临床医师选择强阿片类药物进行镇痛治疗，羟考酮是纯阿片受体激动剂，口服生物利用度达87%，独特的双向吸收模式（38%即释成分，62%控释成分）使其能在1h快速起效，并持续强效镇痛12h，比较适合患者疼痛尚未完全控制情况下的背景给药。患者经羟考酮缓释片镇痛治疗后，胸痛缓解，右下肢仍疼痛，临床药师参与患者镇痛治疗，考虑患者疼痛性质为刀割、放电样，考虑为伤害感受性疼痛合并神经病理性疼痛，使用羟考酮缓释片（30mg，po，q12h）作为背景药物，据有关治疗规范[2]提示：爆发痛处理剂量为前24h总剂量的10%～20%，患者前24h使用羟考酮缓释片60mg，根据阿片类药物剂量换算，相当于口服吗啡90～120mg，根据剂量换算选用吗啡即释片10mg处理爆发痛，同时加用普瑞巴林治疗神经病理性疼痛。根据患者疼痛情况及药物不良反应，动态滴定及调整镇痛药物，使用患者疼痛评分从8分降到2分，达到预期镇痛治疗目标，在保证有效控制疼痛的同时减少患者不良反应。

（二）患者发热原因分析

患者入院第2日，夜间出现低热，体温波动于37.5℃，伴有少尿、尿不尽的症状。主管医师考虑存在泌尿系统感染，临床药师积极参与治疗，考虑患者外院使用的氨酚羟考酮片包含对乙酰氨基酚，以及洛芬待因缓释片包含布洛芬，这两种成分均有解热作用，可能掩盖了患者低热的症状，患者换为羟考酮缓释片后出现低热，结合患者实验室指标多考虑癌性发热，建议在出现低热时给予布洛芬混悬液对症处理，患者癌性发热得到控制。临床药师从药物药理学特点出发，为医生分析患者低热原因，避免抗菌药物的滥用。

（三）药学监护与患者教育

1.不良反应监测

患者住院期间，临床药师密切关注患者用药情况，实时监护药物不良反应。①防治便秘：便秘是阿片类镇痛药物最易出现的不良反应，不仅会出现在羟考酮使用的初期，而且会持续于整个治疗过程中。临床应以预防为主，防治结合[2]。临床药师在药学查房时询问得知患者大便干，予乳果糖口服液预防便秘。并嘱患者在身体耐受的基础上适当锻炼，平时清淡饮食，进食富含纤维素的食物促进排便。②尿潴留：患者在使用羟考酮缓释片的过程中，出现少尿、尿不尽的症状，不排外羟考酮缓释片引起前列腺增生复发，加用坦索罗辛缓释胶囊对症治疗后，患者排尿情况得到改善。

2.相互作用分析

患者入院第10日，临床药师在监护镇痛药物的过程中，家属诉患者白天睡眠时间增加，临床药师查看患者用药医嘱，患者嗜睡症状与加用地西泮片存在时间相关性，地西泮片为长效苯二氮䓬类催眠药，与羟考酮缓释片合用可增加呼吸抑制作用，考虑为相互作用，暂停使用地西泮片后嗜睡症状缓解。右佐匹克隆是一种非苯二氮䓬类催眠药，与羟考酮缓释片的叠加作用相对较弱，为患者遴选小剂量右佐匹克隆片改善失眠症状，治疗有效。

3.患者用药教育

规范化癌痛镇痛治疗需要患者的积极参与和配合。临床药师在镇痛治疗过程中，发现患者未按时、规律服用羟考酮缓释片，且患者及家属对阿片类药物存在误解，认为长期使用会出现药物成瘾。临床药师询问情况后立即对患者及家属进行沟通与教育：①说明阿片类药物在癌痛治疗中的重要地位，消除患者的焦虑情绪，提高用药依从性；②嘱患者按时服用羟考酮缓释片，需要间隔12h服用1次，缓释片只能整片吞服，不能掰开服用。告知患者不要"痛时服药，不痛不服"，镇痛药物需要形成稳定的血药浓度，才能达到持续镇痛效果；③临床药师还教导患者学习相应的疼痛评估方法，如数字评分法、主诉评分法等，以便患者能准确地描述疼痛状况，方便临床医师进行有效的疗效评估；④告知患者使用镇痛药物可能发生的常见的不良反应，患者发现自身出现类似不良反应症状及时告知医护人员，及时处理。

五、小结

疼痛会给癌症患者造成极大的身心痛苦，疼痛治疗是癌症综合治疗中不可或缺的重要组成部分[3]。临床药师作为癌痛规范化治疗团队的一员，在为癌痛患者提供药学服务过程中充分发挥专业特长，积极参与制定与调整镇痛治疗方案，从癌痛评估、药物遴选、用药教育、相互作用、药物不良反应等方面提供药学服务，协助医师制定合理、有效、个体化镇痛治疗方案，保障癌痛患者临床治疗的用药合理。

📖 **参考文献**

[1] 谢晨，蔡周权.癌痛规范化病房创建活动中临床药师作用探讨[J].中国药业，2019，28（7）：86-88.

[2] 沈波，杨扬，申文，等.江苏省成人癌症疼痛诊疗规范（2020年版）[J].中国肿瘤临床，2020，47（7）：325-333+1-18.

[3] 宋佳伟，韩露，施朕善，等.临床药师参与1例宫颈癌骨转移伴难治性癌痛治疗的临床实践[J].中南药学，2019，17（6）：908-911.

（西双版纳州人民医院　谢颖撰写　李婷婷审修）

案例 ② 弥漫大B细胞淋巴瘤患者合并乙型肝炎

一、案例背景知识

弥漫大B细胞淋巴瘤（diffuse large B cell lymphoma，DLBCL）是B细胞淋巴瘤中最常见的亚型，其标准的一线治疗方案是利妥昔单抗（Rituximab，R）+CHOP（环磷酰胺、多柔比星、长春新碱、泼尼松）。淋巴瘤合并乙型肝炎病毒（HBV）感染的患者在接受化疗或免疫抑制治疗时可能会诱使HBV再激活，导致爆发性肝炎，甚至引发肝衰竭，严重影响患者的治疗过程和生存质量[1]。临床药师通过参与1例弥漫大B细胞淋巴瘤患者合并乙型肝炎的药学治疗实践，对患者抗HBV药物选择及治疗时机进行全面监护，旨在提高化疗的成功率，更好地为临床与患者服务。

二、病例介绍

患者，男性，52岁，体表面积$1.86\,m^2$，半年前因抬石头导致右侧颈部受压后出现局部约蚕豆大小包块，无压痛，活动差，于当地医院就诊，行B超检查提示局部血肿，予以输液治疗，具体不详，包块逐渐缩小至原大小一半时未再治疗，停止治疗后局部包块逐渐增大，无压痛，无呼吸困难，无进食困难，病程中出现右上肢麻木感，1月前病理活检示：弥漫大B细胞淋巴瘤。患者因"近1周出现腹泻、腹部疼痛，左上腹疼痛难以忍受"入院。体格检查：T 38.2℃，P 80次/分，RR 20次/分，BP 112/72 mmHg，SpO_2 95%。右颈部可及约$6 \times 5 \times 4\,cm^3$

大小包块，质韧、边界清，位置较固定，无明显压痛。双肺呼吸音粗，未闻及干、湿啰音。其余无特殊情况。辅助检查：乙型肝炎病毒DNA 3.1 e+08 IU/mL，乙型肝炎表面抗原（HBsAg）>250 IU/mL，乙型肝炎表面抗体（HBsAb）0.77 IU/mL，乙型肝炎 e 抗原>120 peIU/mL，乙型肝炎 e 抗体 25.31 S/CO，乙型肝炎核心抗体 0.10 index，CREA 55 μmol/L，ALT 40 U/L，AST 47 U/L，LDH 1241 U/L；WBC 12.8 × 10^9/L，NEU% 81%，hs-CRP 17.56 mg/L。

入院诊断：①右颈部弥漫大B细胞淋巴瘤（DLBCL）（Ⅳ期，IPI评分 1 分）；②病毒性肝炎、乙型、慢性活动期；③右上肢麻木。

三、主要治疗经过

患者入院第1天，T 38.2℃，WBC 12.8 × 10^9/L，NEU% 81%，hs-CRP 17.56 mg/L，结合患者有腹痛、腹泻症状，考虑存在消化道细菌性感染可能，给予左氧氟沙星片（0.5 g，po，qd）抗感染治疗。入院第2天，T 37.1℃，腹痛、腹泻症状缓解。入院第4天，T 36.8℃，患者未再出现腹泻、腹痛，复查血常规等感染相关指标回报正常，予停用左氧氟沙星片。临床药师参与患者用药治疗，考虑患者乙型肝炎病毒DNA 3.1 e+08 IU/mL，HBsAg>250 IU/mL，为避免化疗可能导致乙型肝炎病毒再激活诱发爆发性乙型肝炎的风险，建议选择恩替卡韦片（0.5 mg，po，qd）抗病毒治疗，与主管医师讨论后同意该治疗方案，并于当日进行抗病毒治疗。入院第7天，患者淋巴结病理活检免疫组合提示白细胞分化抗原CD 20阳性，排除化疗禁忌，拟采用R+CHOP方案化疗，具体方案为：利妥昔单抗 700 mg，静脉滴注，d1；环磷酰胺 750 mg/m^2，静脉滴注，d1；长春新碱 1.4 mg/m^2，静脉滴注，d1；多柔比星脂质体 25 mg/m^2，静脉滴注，d1；泼尼松片 100 mg/d，口服，d1-5；21 d 为一个周期。同时，化疗前 30 min 给予托烷司琼和地塞米松预防恶心和呕吐，给予兰索拉唑抑酸抗护胃、还原性谷胱甘肽保肝等对症支持治疗，化疗期间监测血压和心电图。患者出院时，顺利完成R+CHOP方案的化疗，治疗期间未发生爆发性乙型肝炎，嘱患者出院后继续给予恩替卡韦片抗病毒治疗，不可擅自停药或不规则用药，定期复诊。

四、讨论

（一）抗HBV治疗的必要性

中国《慢性乙型肝炎防治指南（2019年版）》[2]指出，慢性HBV感染者接受肿瘤化学治疗或免疫抑制治疗有可能导致乙肝病毒再激活（HBVr），重者可导致肝衰竭甚至死亡。预防性抗病毒治疗，可以明显降低乙型肝炎再激活发生率。所有接受化学治疗或免疫抑制剂治疗的患者，起始治疗前应常规筛查HBsAg、抗-HBc。在淋巴瘤治疗过程中，HBV再激活致乙型肝炎的早期症状（腹胀、上腹不适或疼痛、呕吐、恶心、食欲不振、低热）会被疾病本身或化疗药物不良反应所带来的痛苦所掩盖，临床上也常忽略这一点，一旦患者出现严重的肝功能损伤、黄疸，甚至肝功能衰竭，将不得不中断化疗，还可能造成危及生命的严重后果。因此，针对该病例的弥漫大B细胞淋巴瘤患者，化疗前应常规检查HBV血清标志物、病毒DNA拷贝水平和肝功能水平等，化疗结束后仍需要进行定期的随访，及时发现并预防患者出现严重肝损伤。

（二）抗HBV药物选择及治疗时机

对于计划接受免疫抑制治疗的恶性淋巴瘤患者，治疗HBV再激活的策略包括前期抗HBV预防或先驱性治疗。前期抗HBV预防为给予HBsAg阳性患者预防性抗HBV治疗，而先驱性治疗的策略则为采用高灵敏度定量测定HBV进行密切监测，并在HBV DNA载量增高时进行抗病毒治疗。目前，常用的抗HBV的药物包括干扰素和核苷酸类药，如拉米夫定、恩替卡韦、阿德福韦酯和替诺福韦酯等。干扰素可导致骨髓抑制，不宜用于化疗患者。拉米夫定的耐药基因屏障低，出现1个耐药原发耐药位点突变即可显著降低药物敏感性，使用拉米夫定长期治疗易导致耐药[3]。阿德福韦酯起效慢，长期使用可发生肾损害及肌酸激酶的变化，且其抗病毒效力低于拉米夫定，但耐药位点与拉米夫定、恩替卡韦不同，故一般不单独使用，而作为耐药后的合并用药[4]。考虑到化疗过程中若出现HBV再激活，其相关病死率很高，因此推荐有条件者尽可能采用高效、低耐药的抗病毒药物进行预防。恩替卡韦和替诺福韦酯都为强效抗病毒药物，且耐药率极低，是颇具前景的预防用药新选择。因此，临床药师查阅相关文献后提出用药建议，根据患者情况推荐选用恩替卡韦进行抗病毒治疗。

中国《慢性乙型肝炎防治指南（2019年版）》[2]提示，HBsAg阳性者应尽早在开始使用免疫抑制剂及化学治疗药物之前（通常为1周）或最迟与之同时应用NAs［核苷（酸）类似物］抗病毒治疗。处于免疫耐受和免疫控制状态的慢性HBV感染患者，或HBsAg阴性、抗HBC阳性、需要采用NAs预防治疗的患者，在化学治疗和免疫抑制剂治疗结束后，应继续抗病毒治疗6～12个月。对于应用

B细胞单克隆抗体或进行造血干细胞移植患者，在免疫抑制治疗结束至少18个月后方可考虑停用抗病毒治疗药物。停药后也有出现病毒再活动的风险，应随访12个月，其间每1～3个月监测HBV DNA。

（三）药学监护

1. 化疗方案的监护

治疗恶性淋巴瘤所选用的R+CHOP方案中，应关注利妥昔单抗相关不良反应，如低血压、发热、畏寒、皮疹、头痛、瘙痒、颜面潮红和病变部位疼痛等，输注前给予糖皮质激素，以及输注时减慢滴速等措施可减少输液相关不良反应的发生率。多柔比星具有潜在的心脏毒性，环磷酰胺与多柔比星合用时，心脏毒性增加，该患者心电图未见明显异常，化疗期间须监测血压和心电图情况。泼尼松片具有水钠潴留和排钾的作用，须密切观察血钾的变化，嘱患者适当多食富含钾、镁的食物（如香蕉、橘子等）。多柔比星、长春新碱可能引起周围神经病变，应注意观察神经毒性的症状，并嘱患者注意保暖。环磷酰胺的代谢产物丙烯醛可以引起出血性膀胱炎，为预防肾毒性，嘱患者多饮水，每日摄入水量维持在5000 mL以上，使尿量维持在3000 mL以上。

2. 抗病毒药物的监护

本例患者肝、肾功能正常，临床药师指导患者按正常剂量服用恩替卡韦片（0.5 mg，po，qd）以进行抗病毒治疗，同时教育患者恩替卡韦片不宜与食物同服，应空腹或餐前、餐后至少2小时服用，以增加其生物利用度，用药期间切勿擅自停药或不规则用药，否则可能导致病毒耐药的发生，降低抗病毒治疗效果。恩替卡韦最常见的不良反应有头痛、疲劳、眩晕和恶心等，临床药师建议患者若服用恩替卡韦期间发生头痛或疲劳，可卧床休息，以缓解症状的发生和持续；若发生眩晕、恶心或其他明显不适症状，须在医师指导下评估是否调整药物治疗方案。

五、小结

患者为弥漫大B细胞淋巴瘤合并e抗原阳性的慢性乙型肝炎，入院后行R+CHOP方案进行治疗。临床药师通过查阅相关指南和文献，建议临床医师化疗前选择恩替卡韦抗病毒治疗，并重点关注化疗药物及抗病毒药物可能发生的不良反应，积极对患者进行用药监护和用药教育，为患者提供更加完善的药学服务，保证化疗的顺利进行。

📖 参考文献

[1]卢冬雪，李晓霞，侯金晓，等.乙肝表面抗原阳性的弥漫大B细胞淋巴瘤研究进展[J].临床血液学杂志，2019，32（11）：901-904.

[2]中华医学会感染病学分会，中华医学会肝病学分会.慢性乙型肝炎防治指南（2019年版）[J].中华传染病杂志，2019，37（12）：711-736.

[3]European Association For The Study Of The Liver. EASL clinical practice guidelines：management of chronic hepatitis B virus infection[J]. J Hepatol，2012，58（1）：167-185.

[4]陈喆，张威，石磊.套细胞淋巴瘤合并乙肝病毒（HBV）感染患者的药学监护[J].中国药学杂志，2016，51（21）：1886-1889.

（西双版纳州人民医院 谢颖撰写 李婷婷审修）

案例 3 慢性丙型肝炎合并门静脉高压

一、案例背景知识

慢性丙型肝炎病毒感染者的抗病毒治疗已经进入直接抗病毒药物（direct antiviral agent，DAA）的泛基因型时代，但基因型特异性方案仍然推荐用于临床，主要考虑其在中国的可负担性优于泛基因型方案，以及一些特殊人群（如失代偿期肝硬化、儿童/青少年和肾损伤等的患者）[1]。现就一例慢性丙型肝炎肝硬化失代偿期的患者在选择抗病毒治疗方案、降门静脉压力的选药上作出分析，以提供用药指导。

二、病例介绍

患者，男性，43岁，身高170cm，体重71kg，以"纳差、乏力1年余，半月前呕血8次、黑便2次"为主诉于2020年7月20日入院。

（1）既往病史。2019年7月初在当地医院诊断为：①肝硬化伴食管胃底静脉曲张；②慢性丙型病毒性肝炎；③腹水；④脾大、脾功能亢进。尚未进行抗病毒治疗。

（2）入院查体：贫血貌，四肢温暖，肝病面容，巩膜轻度黄染，颈部可见数枚蜘蛛痣，可见肝掌。腹膨隆，未见胃肠型及蠕动波，腹壁静脉无曲张，全腹软，无反跳痛及肌卫征，肝脾未触及，移动性浊音阳性，肝浊音界存在，双下肢无水肿。

（3）临床诊断：①肝硬化伴食管胃底静脉曲张破裂出血；②丙肝肝硬化失代偿期；③慢性丙型病毒性肝炎。

三、主要治疗经过

患者7月20日入院第1天肝硬化伴食管胃底静脉曲张破裂，出血已停止，给予丁二磺酸腺苷蛋氨酸退黄、放腹水治疗。

7月21日，患者诉乏力、纳差、腹胀，无呕血、黑便。血生化示：AST 81 U/L，胆碱酯酶2648 U/L，总胆红素93.6 μmol/L，直接胆红素51.5 μmol/L，间接胆红素42.1 μmol/L，白蛋白32.4 g/L，钠123 mmol/L。凝血功能示PT 20.1 s、PT% 47%；血常规示WBC 5.02×10^9/L，HGB 131 g/L，PLT 101×10^9/L；丙型肝炎病毒抗体定性（+）。考虑加用人血白蛋白补充蛋白，托伐普坦利尿。

7月27日，患者精神状态较前改善，仍有腹胀，其余无特殊不适。丙型肝炎病毒基因分型：3b型；血常规：血红蛋白103 g/L、血小板105×10^9/L。临床药师考虑给予索磷布韦维帕他韦联合利巴韦林抗病毒治疗，但患者入院后血红蛋白有所下降，遂建议先服用索磷布韦维帕他韦单药治疗，予琥珀酸亚铁改善贫血后再加用利巴韦林，医生采纳建议。

7月29日，患者精神状态较前改善，仍有腹胀。血常规示HGB 108 g/L，PLT 105×10^9/L；血生化AST 88 U/L，胆碱酯酶2226 U/L，总胆红素49.8 μmol/L，直接胆红素31.7 μmol/L，间接胆红素18.1 μmol/L，钠126 mmol/L；CTA：①门脉高压伴侧支循环开放；②肝硬化。胃镜：食管、胃底静脉曲张Ls、Lm、Li、Lg-c、F3、Cb、RC+门脉高压性胃病。

7月30日患者出院，嘱患者密切监测血红蛋白情况，如无特殊，及时加服利巴韦林。

四、讨论

（一）患者抗丙型肝炎病毒的治疗方案

患者丙肝病毒RNA定量检测结果为 1.09×10^6 IU/mL，有抗病毒治疗的指征，丙型肝炎病毒基因分型为3b型，结合患者为肝硬化失代偿期，根据《丙型肝炎防治指南》（2019年版）[1]，针对基因3型失代偿期肝硬化患者须使用索磷布韦维帕他韦联合利巴韦林治疗12周。患者自入院以来，血红蛋白由131 g/L降至103 g/L，考虑为肝硬化伴食管胃底静脉曲张破裂出血停止后贫血尚未恢复。临床药师考虑用于抗丙肝治疗的利巴韦林剂量偏大（1000 mg/d）、疗程长，长期或大剂量服用该药对血常规有不良作用，可引起血红蛋白含量下降[2]。临床也有相关的报道[3]，索磷布韦＋直接抗病毒药物，血红蛋白降低发生率显著低于索磷布韦＋直接抗病毒药物＋利巴韦林。综合考虑后，建议患者先服用索磷布韦维帕他韦抗病毒，琥珀酸亚铁改善贫血，并每周复查一次血红蛋白，待血红蛋白＞120 g/L时开始服用利巴韦林片，起始剂量600 mg/d，随后根据耐受性逐渐调整为1000 mg/d[1]，分别记录两药开始服用时间，服用疗程均应满12周。

（二）是否可以使用非选择性β-受体阻滞剂（NSBB）作为食管胃底静脉曲张出血的二级预防

门静脉高压症是一组由多种原因导致门静脉压力持久增高的综合征，肝硬化是最其最常见的原因，而在肝硬化门静脉高压症众多临床表现中，食管、胃底静脉曲张破裂出血最为紧急，且病死率高[4]。食管胃底静脉曲张破裂急性出血停止后，应尽早进行二级预防，常用药物为非选择性β-受体阻滞剂（NSBB），但肝功能评级为Child-Pugh C级的患者禁用。有报道[5-6]指出，用NSBB治疗可能会增加肝硬化和难治性腹腔积液患者的死亡率，这可能是因为肝硬化顽固性腹腔积液患者的血容量相对不足，使用NSBB后肝内血流量减少所致。患者胃底静脉曲张明显，但腹腔积液较多，内镜下治疗效果欠佳，使用NSBB会增加死亡风险，建议考虑肝移植治疗。

（三）药学监护

住院期间，嘱患者上午服用托伐普坦，可避免夜间排尿，告知患者该药最常见的不良反应包括口干、乏力、便秘、尿频等，监测其基础疾病和血清钠浓度，以评估疗效和安全性[7]。服用琥珀酸亚铁会导致便秘[8]，排黑便且粪便潜血试验亦可阳性，应与消化道出血相鉴别[9]。出院后应规律服用抗病毒药物，服药2周后复查HCV-RNA。索磷布韦维帕他韦常见的不良反应为头痛、疲劳和恶心[10]，加服利巴韦林后，以上症状可能加重，如不能耐受或出现其他任何不适时不得自行停药或调整剂量，应立即就医。每2周复查肝功能、血常规、凝血功能，3个月复查HCB-RNA定量。

五、小结

在本案例中，临床药师根据患者基因型制定抗病毒治疗方案，同时考虑患者的病情及用药的禁忌证，警惕潜在的风险，从药学专业角度做出合理的评估，进一步优化治疗方案，协同医生保障患者安全、有效用药。

参考文献

[1] 中华医学会肝病学分会，中华医学会感染病学分会.丙型肝炎防治指南（2019年版）[J].中华肝脏病杂志，2019，27（12）：962-979.

[2] 利巴韦林片说明书（上海信谊天平），修订日期：2015年12月01日.

[3] 杨洋，金津，王丽亮，等.基于索磷布韦的直接抗病毒药物治疗基因1型慢性丙型肝炎疗效与安全性的Meta分析[J].重庆医学，2020，49（10）：1687-1692.

[4] 中华医学会外科学分会脾及门静脉高压外科学组.肝硬化门静脉高压症食管、胃底静脉曲张破裂出血诊治专家共识（2019年版）[J].中华消化外科杂志，2019，18（12）：1087-1093.

[5] Kurt M. Deleterious effects of beta-blockers on survival in patients with cirrhosis and refractory ascites[J]. Hepatology, 2011, 53(4): 1411-1412.

[6] Kimer N, Feineis M, Møller S, et al. Beta-blockers in cirrhosis and refractory ascites: a retrospective cohort study and review of the literature[J]. Scand J Gastroenterol, 2015, 50(2): 129-137.

[7] 托伐普坦片说明书（浙江大冢制药有限公司），修订日期：2019年03月13日.

[8] 琥珀酸亚铁片说明书（成都奥邦药业有限公司），修订日期：2018年03月01日.

[9] 万学红，卢雪峰.诊断学[M].8版.北京：人民卫生出版社，2013：320.

[10] 索磷布韦维帕他韦片说明书（Gilead Sciences Ireland UC）.

（西双版纳州人民医院　张俊芬撰写　李婷婷审修）